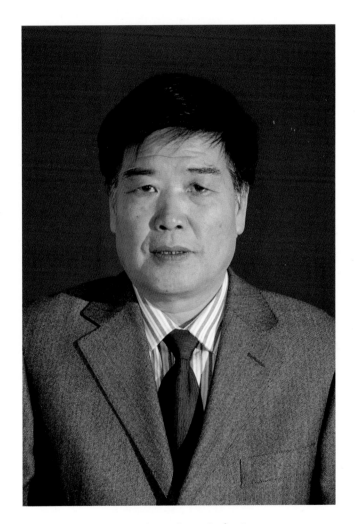

陕西省名中医张争昌

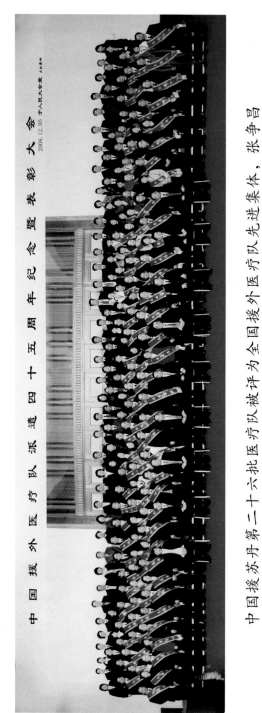

中国援外医疗队派遣四十五周年纪念暨表彰大会

2008.12.05 于人民大会堂 人民日报

中国援苏丹第二十六批医疗队被评为全国援外医疗队先进集体，张争昌队长在北京人民大会堂与各堂先进代表颁奖合影，受到李强总理接见

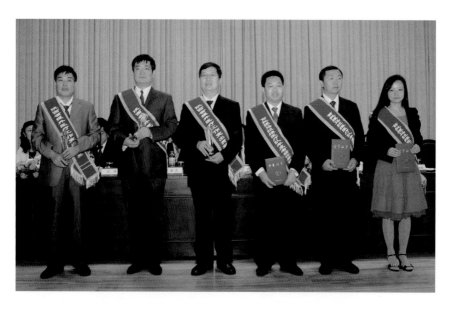

2011 年陕西省援外医疗表彰大会，荣获援外医疗突出贡献奖

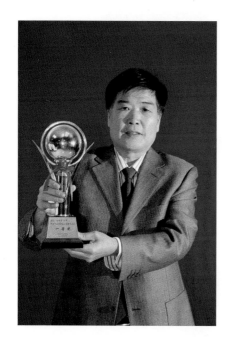

2011 年获中华中医药学会优秀
学术论文一等奖

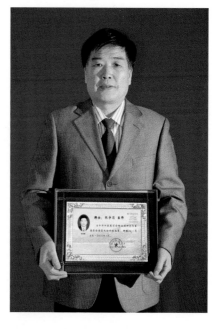

被聘为中华中医药学会难治病
研究专家委员会委员及重症失
眠研究协作组成员

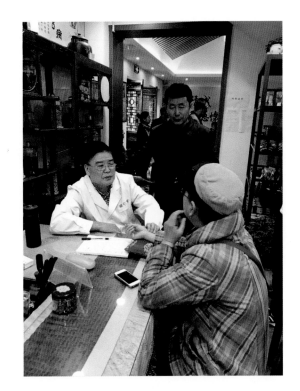

诊治病人

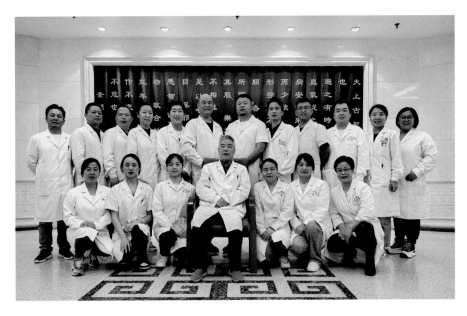

与徒弟们合影留念

"十四五"时期国家重点出版物出版专项规划项目

陕西省名中医学术经验集

张争昌名中医学术经验集

◎ 王颖 张莉君 主编

陕西新华出版传媒集团
陕西科学技术出版社
Shaanxi Science and Technology Press
——
西安
——

图书在版编目(CIP)数据

张争昌名中医学术经验集 / 王颖，张莉君主编. —
西安：陕西科学技术出版社，2022.12
（陕西省名中医学术经验集）
ISBN 978 - 7 - 5369 - 8441 - 7

Ⅰ. ①张…　Ⅱ. ①王…　②张…　Ⅲ. ①中医临床 - 经
验 - 中国 - 现代　Ⅳ. ①R249.7

中国版本图书馆 CIP 数据核字（2022）第 078281 号

陕西省名中医学术经验集·张争昌名中医学术经验集
SHAANXISHENG MINGZHONGYI XUESHU JINGYANJI ZHANGZHENGCHANG MINGZHONGYI XUESHU JINGYANJI

王　颖　张莉君　主编

责任编辑	马　莹　耿　奕
封面设计	朵云文化

出 版 者	陕西新华出版传媒集团　　陕西科学技术出版社
	西安市曲江新区登高路 1388 号 陕西新华出版传媒产业大厦 B 座
	电话 (029)81205187　传真 (029) 81205155　邮编 710061
	http://www.snstp.com
发 行 者	陕西新华出版传媒集团　　　陕西科学技术出版社
	电话(029)81205180　81206809
印　　刷	中煤地西安地图制印有限公司
规　　格	787mm×1092mm　　16 开本
印　　张	15.5　插页 4
字　　数	223 千字
版　　次	2022 年 12 月第 1 版
	2022 年 12 月第 1 次印刷
书　　号	ISBN 978 - 7 - 5369 - 8441 - 7
定　　价	68.00 元

序一

《陕西省名中医学术经验集》丛书几经绸缪,即将面世。这是陕西中医界的一桩盛事,也是全省中医药界的骄傲。

陕西是中医药的重要发祥地,素有"秦地无闲草""自古多名医"之美誉。传说中的神农氏和他的族人早先就生活在姜水(今陕西岐水)流域,关中的高天厚土养育了他们,孕育了医学,也推动了《神农本草经》的问世。春秋时期秦国著名医家医缓、医和先后入晋为晋国国君治病,反映了当时秦地医学较其他地区的明显优势。汉代的楼护、韩康,隋唐的孙思邈、王焘,宋代的石泰,明代的王履、武之望以及清代的小儿痘疹专家刘企向等,是陕西中医药的集大成者,为祖国中医药学的进步和发展做出了重要贡献。

中华人民共和国成立后,在毛主席"中国医药学是一个伟大的宝库,应当努力发掘,加以提高"精神的指引下,中医药学进入了日新月异的发展时代,不仅为人民群众提供了方便的中医药诊治途径,也更大幅提升了其理论和技术水平。近年来,习近平总书记对中医药发展做出一系列重要指示,强调"中医药是中华民族的瑰宝,一定要保护好、发掘好、发展好、传承好",要"遵循中医药发展规律,传承精华,守正创新"。

我省中医药事业在省委省政府的坚强领导下迅速发展,服务体系不断健全、服务能力不断提高,为人民群众"看中医""用中药"提供了更多的途径。

相对于现代医学,中医是很讲究"名医"的,名医绝大多数是德艺双馨的,也是经验丰富的。在临床实践中,"经验"极其关键。在中医领域,几乎所有的经验都是临床积累,或是世代传承而来的。中医药学是必然要向前发展的,新的技术方法也是会不断融合进来的,但中医大约永远都不会离开"经验"。传承精华、守正创新,这是新时代中医药发展的核心与关键。

此前,陕西省中医药管理局曾先后出版过 6 辑《陕西省名老中医经验荟萃》,不仅医生需要,患者也很是欢迎,这些书籍为中医药传承发展起到了重大作用。为进一步挖掘、整理、继承名中医的学术经验,提高全省中医药学术水平,他们开展新一轮《陕西省名中医学术经验集》丛书的编纂工作,这其中既有郭诚杰、杨震等国医大师,又有姚树锦、仝俐功等一批陕西省名老中医,涉及中医内科、外科、针灸等多个专业,覆盖面广,专业水平高。希望通过《陕西省名中医学术经验集》丛书将名老中医的经验传承下去,并为年轻的中医人提高医术提供更多的机缘。更重要的是,通过这种代代相传的模式来不断延续中医的"经验",必将为中医药学术理论的研究打开新的思路,使中医药学在发展中不断地提升,并造福于万万千千的群众。

《陕西省名中医学术经验集》丛书编委会
2022 年 6 月

序二

针灸是祖国医学中最古老,也是最为人称道的"神奇"医术,用"妙手回春"来形容针灸治病取得的良效,似较用药更为贴切。《素问》中有"虚实之要,九针最妙"的说法,又说"九针之名,各不同形者,针穷其所当补泻也",可见针法不仅丰富,且可以广泛用于各种疾病的治疗。灸法的历史同样悠久,且往往与针法配合应用,如《素问》所称"络满经虚,灸阴刺阳;经满络虚,刺阴灸阳",《灵枢》所言"盛则泻之,虚则补之,紧则先刺而后灸之"。在今天,针灸作为中医学术体系的重要组成部分,受到广大患者的普遍欢迎和国家的高度重视,陕西省中医医院针灸科被国家中医药管理局列为优秀重点学科。

由于工作关系,我与针灸专业的同仁很熟悉,争昌兄是我钦佩的针灸专家之一。争昌兄与我先有校友之谊,后一直从事针灸临床与相关研究,他对学术的执着、对患者的关爱、对同事的友善,受到各方面的好评。在担任陕西省中医医院针灸科主任期间,他带领全科同事勤奋工作,做了很多扎实的工作,为该院针灸重点学科发展奠定了良好的基础。争昌兄于名利看得很淡,于工作则肯担重任。他多次参加我国援非医疗队,并曾担任队长,在苏丹等国为患者服务。援国自然与社会条件与国内差异较大,工作非常辛苦,但他总能认真对待工作,热心对待患者,受到当地患者和有关部门的好评,为中医药针灸事业走向世界付出了很大的努力。争昌兄很有钻研精神,善于思考问题和解决问题。对面瘫、带状疱疹、痤疮、落枕、急性腰扭伤等疾病的治疗积累了丰富的临床经验,有着独到的体会和感悟。他先后主持多项省级以上研究课题,发表论文数十篇,获得多项科技成果与专利,并将自己的体会以论著的形式与同行分享,得到同行的普遍好评,更赢得了患者的广泛赞誉。

我与争昌兄熟悉,因为我们是校友,也是同行,更因为我们曾是上下楼的邻居。我们探讨工作,争论学术,也常拉家常。正因如此,我不仅了解他的工作,也熟悉他的为人。争昌兄为人朴实,处事从容,与人为善。他能得到患者的普遍好评并取得如此的成就,与他所做的工作有关,更与他的品格和操守分不开。

2013 年,争昌兄被授予陕西省名中医称号,这是对他数十年辛勤耕耘的肯定。"实至名归"一词于他是再合适不过的了。他的学术和经验由他的学生整理为《陕西省名中医学术经验集·张争昌名中医学术经验集》,书稿完成后,争昌兄嘱序于我。虽不能细阅全书,但从框架结构和部分表达来看,着实反映了争昌兄数十年临证求索的心得。近年来与争昌兄见面的机会少了,时常牵念于他,看到书稿,思及其人,不禁有一种温暖的感觉。本册图书被列入《陕西省名中医学术经验集》丛书出版,于争昌兄或只是一件事情,但对于他的弟子以及更多年轻的医生们乃至他曾经诊治的患者来说,则是一种福音。

是为序。

陕西省人民政府参事
原陕西省卫生厅厅长　　刘少明

2022 年 6 月

前 言

中医针灸系统理论形成于汉代前后，而长安（今西安）则是当时的政治、经济、文化中心，名医多汇聚于此。20世纪70年代，陕西的三大发明（针刺麻醉、电针、头皮针），一大发现（经络敏感人），蜚声于中外针灸界。

张争昌主任医师自幼家贫而好学，并目睹了民间针灸、推拿以及单、验方的神奇。初入医学殿堂即处于名师云集的诊疗氛围中，受针麻专家赵建础研究员的启发，跟随首例经络敏感人发现者陈克勤研究员进行针灸临床，在电针的发明者朱龙玉的带领下进行科研工作，在《中国灸法学》作者、全国第二批名老中医师承项目指导老师章逢润主任医师处学到了闪罐、隔姜灸等特色鲜明、优势明显的针灸疗法，并且在临床实践中形成了自己严谨、务实、独特、疗效确切的诊疗体系。

张争昌主任医师在针灸临床、理论方面学术特点突出，我们作为他的徒弟，跟师3年，受益匪浅，收获良多。师父为人正派，医风严谨，认真做好临床、学术上的每一件事，是我们学习的榜样。师父的学术精华表现在针灸理论及临床等诸多方面，我们感受最深的有以下几点：首先，在刺血疗法的临床应用中，师父在遵从"阳证、实证、热证者，出血量宜大；年老体弱、幼儿、久病、虚证者，出血量宜少"的前提下，主张放血疗法的基本原则"刺络放血，医者要心慈手硬，出血量宁多勿少"。放血量多是指在治疗疾病时，放血量应达到或者略超过治疗要求量,从而达到治病的目的,而非常规意义下的"放血治疗"。在跟师学习的 3 年间,师父常用刺络放血疗法治疗诸多疾病,疗效显著;其次,八纲辨证贯穿于师父诊疗全过程。师父治病,没有一成不变的针灸、中药处方。以治疗面瘫为例:①从针灸上讲,急性期面瘫发病 1 周内和发病 1 周后的针刺选穴、操作方法均有不同;寒性面瘫、热性面瘫的针刺选穴、操作方法亦有不同;面瘫后遗症期出现倒错、连带时,除常规针刺、隔姜灸、穴位注射等治疗方法外,针对顽固性面瘫、难治型面瘫,老师还常应用针刺五脏俞加膈俞的方法治疗,取得较好的疗效。②从中药应用上讲,老师认为,热性面瘫的发病率远高于寒性面瘫,用龙胆泻肝汤治疗湿热型面瘫几乎应用在老师每日对该病的治疗中,中药口服加药渣外敷患侧面部,是老师多年的经验。寒性面瘫药渣热敷,热性面瘫药渣凉敷,临床疗效得到明显提高。③关于面瘫针灸介入的时机问题,中西医有不同的认识,老师参阅针灸治疗面瘫的临床诸多报道,结合自己几十年的针灸临床体会,提出面瘫病临床针灸介入时机越早越好。针灸早期介入治疗面瘫,可显著提高面瘫病的好转率、治愈率,有效缩短病程,减轻患者的病痛;通过临床长期观察发现,面瘫发病半个月以上再介入针灸治疗者,其疗效明显低于针灸早期介入治疗者,说明面瘫发病 1 周或 2 周以内针灸介入治疗"会加重面神经炎症、水肿"的说法是不合理的;再次,在一般老百姓的心目中,针灸只能治疗诸如腰肌劳损、膝关节炎等慢性、疼痛性疾病,认为急症该去找西医治疗。跟师针灸临床 3 年,我们发现对于部分急症,针灸的治疗效果远远优于中西药,如落枕、急性腰扭伤、岔气等急症,老师采用经外奇穴、平衡针灸等治疗方法,往往取得一针一穴一次治愈的临床效果。以上仅为老师多年临床经验的一角。此次有机会将师父多年经验作一系统总结,与各位专家、同道分享,深感荣幸。若有不当之处,敬请批评指正。

最后,衷心感谢陕西省人民政府参事、原陕西省卫生厅厅长、博士生导师刘少明主任医师,在百忙之中欣然作序;感谢陕西省中医药研究院文献研究所苏礼研究员、焦振廉研究员、任娟莉研究员对本书编写工作的指导;特别感谢刘森亭老师、张争昌老师在百忙之中对本书的反复审查与修正;同时感谢黄丽萍主任、岳宝安主任对本书的辛勤付出。

王颖　张莉君

2022 年 3 月

目 录

第一章　成才之路 ……………………………………… 1

　第一节　儿时记忆 ……………………………………… 1

　第二节　少年时代 ……………………………………… 6

　第三节　步入高校 ……………………………………… 11

　第四节　师从名家 ……………………………………… 19

　第五节　援外奉献 ……………………………………… 26

第二章　学术主张 ……………………………………… 32

　第一节　坚持辨证选穴用药 …………………………… 32

　第二节　继承传统重视灸法 …………………………… 34

　第三节　发挥特色巧用刺血 …………………………… 46

　第四节　酌情选用经外奇穴 …………………………… 53

　第五节　研究耳穴妙在配穴 …………………………… 57

第三章　临床经验 ……………………………………… 63

　第一节　辨证论治善用针灸八法 ……………………… 63

　第二节　针灸治疗周围性面瘫的经验 ………………… 78

　第三节　头体针结合治疗中风恢复期肢体功能障碍 ……… 88

　第四节　临床治疗耳鸣、耳聋的经验 ………………… 89

　第五节　刺血疗法的临床应用 ………………………… 91

　第六节　临床治疗疼痛性疾病的经验 ………………… 101

　第七节　耳穴疗法的临床应用 ………………………… 102

第四章　典型医案 …………………………………………… 110

第一节　内科病症……………………………………………… 110

第二节　妇儿耳鼻喉及皮肤外科病症………………………… 151

第三节　眼科病症……………………………………………… 169

第四节　其他病症……………………………………………… 179

第五章　师徒对话 …………………………………………… 193

第一节　与徒弟张莉君关于面瘫病的对话…………………… 193

第二节　与徒弟王颖关于中风病的对话……………………… 197

第三节　与徒弟马利茹的对话………………………………… 213

第四节　与徒弟杜婷婷关于平衡学说的对话………………… 220

第五节　与徒弟李向东关于痛证的对话……………………… 226

第一章　成才之路

第一节　儿时记忆

陕西省咸阳市兴平县,有一句俗语"鸡叫响三县"。所谓"鸡叫响三县",就是在每日清晨,兴平县、周至县、武功县三县的农夫都能听到毗邻三县所有村子公鸡的鸡鸣声,农夫听到鸡鸣声,就知道该起床耕作了。20世纪50年代初,正值国家困难时期,农民生活极度困难,温饱成了大问题,常处于吃了上顿没下顿的状态,肚子经常饿得咕噜响。1959～1962年的三年自然灾害,更加剧了当时的困境。计划经济年代缺医少药,当时在城里工作的工人、干部生了病能吃到几片土霉素,都是农民羡慕不已的事情,偏僻农村的农民生病能吃上什么药,就可想而知了。

张老师出生在兴平县西南角的偏僻农村,家中有兄弟姊妹6人,张老师排行老三。每年年终生产队决算时,劳动力多的家庭,可分红50～100元不等,而他家由于孩子多,只有父母有劳动能力,干活的人少,吃饭的人多。辛劳一整年,不但拿不到生产队的分红,还要倒给生产队返钱——不得已卖掉攒下的油票、布票,再不济便要拿些家里稍值钱的东西去换现,来还生产队的钱,与同村其他家庭相比,日子过得更加艰辛。20世纪70年代前,张家兄妹犯个头疼脑热从未去过医院。不是不想去医院,而是去医院治病,有诸多难处。

一难难在路途迢迢,公社的医院距家约5千米,兴平县医院距家约20km;二难难在家境贫寒,父母实在拿不出看病钱。张老师的二兄长儿时隔三差五就腹痛,而父亲则易患头痛,这些大病小病却都是张母自己为家人治疗的,而且效果甚佳。

有一次不知是什么原因,张老师的二兄长腹痛地直不起腰,家里什么药也没有,张母赶忙让他脱掉上衣,放松着趴在炕上。只见她沿儿子的脊背正中,从上到下,提捏肌肤,反复3～4次,接着在脊柱旁从上到下,提捏肌肤,亦是反复3～4次,之后给他喝了些温开水,并嘱咐他好好睡觉。待睡起后,孩子便说腹部不疼了,正是张母这一手功夫,护着全家从那个年代磕磕绊绊地走过来。直到张老师步入陕西中医学院,学习了中医针灸、经络、腧穴的理论,才明白母亲原来是在背部的督脉、膀胱经进行推拿、按摩、捏脊治疗,而膀胱经分布着五脏六腑的腧穴,张母便是以调理脏腑、疏通经络、解痉温通之法,解除了二兄长的病痛。

还有一事也令张老师印象深刻,20世纪60年代初有次他肚脐周围痛,时有欲大便的感觉,而且已有五六日不欲饮食。张母看在眼里,就问:"孩子,你是家中最有名的吃饭香、口粗,吃什么都狼吞虎咽,这几日怎么没了精神?"张老师面对母亲的询问,便将自己的不适都给母亲一股脑地说了出来。张母沉思了片刻,便让他睡到后头的热炕上,面朝天,解开裤带,撩起上衣,并把腿蜷起来。接着张母用拳头在他肚脐上下、左右,一按一放、一按一放。大约过了10min,张老师的疼痛就明显缓解了。见孩子有所好转,张母又用平时收集的山楂泡水,嘱其喝下半碗。隔天又在麦田地里采回蚂蚱菜,做成麦饭,要张老师多吃点。就这样坚持了约10d,张老师的腹痛消失了,精神也好多了,大便也顺畅了。而当他成为一名医生后,便时常回忆母亲在他小时候为家人治病的往事,琢磨、分析这些治病的方法、治疗效果、治疗机理。而那一次腹痛的治疗经过,经过仔细地分析,发现其基本符合中医治病的理论:其一,在腹部的神阙、天枢、中脘、中极几穴推拿、按摩;其二,按摩后喝下具有消食作用的山楂泡水;其三,蚂蚱菜不仅是一种野菜,也是一味中药,其学名叫马齿苋,是治疗泄泻、痢疾的常用药,将其做成麦饭,既有作饱腹之用,又可治疗腹痛、腹泻。

总结了母亲多年为家人治病的经验,张老师发现,这都是按摩与中药结合治疗腹痛、腹泻的经典医案。后来张老师参加工作后,有次回家看望母亲,闲聊间张老师便提到母亲在自己小时候为自己治疗肚子痛、拉肚子的事,说道:"老人家把儿子的病治好了,也把这绝妙的方法传授给儿子吧!"张母笑道,啥方法不方法,自己又不是医生,还是在娘家之时,因张老师的舅婆常得病,常叫人来给看,而自己站在一旁看着,时间长了,慢慢就学了一点。张老师又问母亲可否知道当时诊断为什么病,用的是什么穴位,让自己吃的是什么药,母亲乐呵呵地摇了摇头,说:"又不是医生,咋能晓得?"张老师听罢开玩笑地说:"这放到过去能行,放到现在,妈,您可就是非法行医,是犯法的呢。"说着张母及全家人都开怀大笑。

那是 20 世纪 60 年代初期的一个麦收季节,张家的大儿子读初中,二儿子上高小,而张老师也到了该上小学的年纪。那时的学费是初中每学年 6 元,高小每学年 3 元,而初小每学年 2 元。家中仅有父母两名劳动力,而孩子却有 5 个人,一家老小都是吃生产队的粮,年终清算时,还是无法挤出分文多余。张母为给两个孩子交学费,白天跑遍整个村挨户借钱,到了晚上又要接活缝缝补补,另再做些大人穿的衣服,孩子用的小鞋,或是竹帽子、手套等换钱。

到张老师小学时,家里经济更为窘迫,长辈虽知道读书的重要性,却无奈于不知学费该从何而来! 彼时张老师的祖父常常感慨,"三辈不读书,不如一窝猪!"让娃上学是大事,大人心里都明白,可若是再让老三上学,再去外头借学费,弟兄三个年年借,越借越多,何时是个头? 同时又心疼自己的儿媳妇:"你的心太劳了,看你劳累的,把自己饿成这样,还想让娃都上学。咱家没有那个条件,村子里和老三一样大的娃有几个能上得了学？不求别的，咱以后让娃种种地就行了……"

对此，张父也基本同意，这家徒四壁的境地，能供两个孩子上学已经是极限了。张母却摇着头说："这不行，老三要是长大了，瞧俩哥哥都有文化，自己却只能种地，非得把我们恨死不可！学费我去借！"一周之后，张母借到了张老师的学费，用自家织的粗布给三个儿子每人缝制了书包。拿到新书包张老师很是兴奋，高兴得整晚上都睡不着。好不容易等到了开学报到的那一天，背着书包蹦蹦跳跳地去报了名，开始了学校的学习生活。

进入学校后，张老师很珍惜这来之不易的学习机会。他在作业本上认真地写着"鼓足干劲，力争上游"等励志的语句。他还准备了一个生字本，用来练习常用字的书写顺序，一点、一横、一竖、横折弯钩……力争每次的作业面上没有橡皮擦的痕迹，没有写不端正、写不正确的字，力争每次都能得到老师用红笔写下的"100分"。

一年级学习结束的时候，由于学习勤奋、成绩优秀，张老师被评为三好学生。结业典礼上，校长亲自为所有的三好学生颁了奖。张老师捧着奖状，激动得说不出话，飞快地跑回家，正巧是家里开饭的点，三步并作两步跑上前拿出了奖状。瞧见了"三好学生"四个字，全家人都非常高兴，张母更是欣慰不已："我看老三上学还不错，头一年上学就给咱拿回了奖状，跟咱家老大老二一样，有出息。"言语中尽显自豪。

可好景不长，到了张老师升小学二年级的时候，家中又添了个小妹妹，张母自然是不能下地挣工分了，织耕缺人，家里通盘考虑，最后还是决定让张老师在家里歇歇，也好帮忙干些活。张老师就这样被迫辍学，留在家中负责照料年幼的小妹。10岁的孩子心里自然不乐意，但又不得不听从家里长辈们的安排，承担起了这项工作。记得有一天吃过早饭，张老师同往常一样带着妹妹在村子里玩，忽然发现村中三爷家门口围了好多人，过去问了才知道原来是他家的大女儿晨起脖子痛,头不能向左右旋转,抬头低头都困难,脖子硬得像长颈鹿,便从邻村请来了一位大肚子孕妇给她治疗,那孕妇自个儿虽是大腹便便,动作倒是极其灵巧的。只见她取了根擀面杖,往那家的大女儿脖子后面一架,然后在两侧轻轻推,还用手在脖子的上下点捏。张老师觉得很是新奇,踮起脚尖瞅了片刻,回家后便对母亲讲述了所见所闻,张母听罢思索了一小会,然后摸了摸儿子的脑袋,说:"咱们这儿的人没钱去医院看病,得了这病,都是用这个方法给治的,过几天就好了。"后来张老师接触了医学,回忆起来才发现,原来小时候见到的那位病人,患的是落枕,民间用擀面杖在患者的颈后、颈两侧轻推,然后在脖子的上下捏、点、按,是用推拿、点穴按摩的方法治疗,此法有疏通筋络、祛风散寒的作用,颇具医理。

在家照看妹妹的一年里,张老师没法去读书,张母心里很着急,和家里人前前后后商榷了许久,最终决定让他复学。家里头意见统一后,张母又赶到村小学和学校商量这个学怎么上,最后达成了共识,让他插班进入二年级。

就这样,张老师开始了二年级的学习生活。对于二年级的课本,在家休学一年的张老师感到很陌生,重回校园,他的心里既高兴又忐忑,生怕学习跟不上。但经过努力,以及家中两位兄长的辅导,张老师很快就适应了新的学习环境,期末主课的考试成绩依旧名列前茅。有一次放学回家,路过村里六爷家,看见六爷端坐在板凳上,将裤腿挽在膝盖以上,屈膝,面朝太阳,将绿色的黏糊糊的东西涂在膝关节周围,并且用手不停地拍打,一直拍打到膝盖发红、发热才停下,张老师和几个小朋友很感兴趣,便凑近去跟六爷拉起话来。老人见孩子们问,便乐呵呵地回答说是自己这腿疼的老毛病又犯了,每次都是用这个方法治好的,拿这糯糊一抹,让太阳晒到关节暖起来了,再拍拍。张老师听罢更好奇,便问六爷这绿糯糊是什么做的,"这个啊!"六爷捻了团搁到张老师手里"就是把桃树嫩枝和桑树的嫩枝放到一起,捣烂成糊状,贴在膝盖治疗,再拍拍打打,用不了几天腿就不痛了。"待到张老师从医后,回忆起这个民间土方,想来它之所以有效,是因为该法是集中药外敷、日光浴、按摩中的拍法相结合,共奏活血通络止痛的功效。桃树枝、桑树枝都是乡村就地取材的中药,不用花钱,随手可取,农民自己配制。桃树枝活血化瘀、止痛,桑树枝通络通痹,看似普通,实际上都是良药。行医多年,张老师愈发觉得,这些来自民间的验方很值得大医院的医生学习,因其简便、有效、价格低廉,更应该加以总结、推广、应用。

第二节 少年时代

在张老师要上小学三年级的时候,求学之路危机再现。1964年,正值三年自然灾害的后期,同村的大多数人都四处奔跑,为糊口而挣扎。子女众多的张家更是困难重重,大儿子在距家约5km的公社上初中,二儿子上高小,最小的孩子也一岁多了。张父是大队会计,不能外出,人多米少,好几回家里实在揭不开锅,饿得兄妹几人面黄肌瘦。张母是看在眼里急在心里,说什么也不愿再让孩子一起挨饿,她不知从哪儿听说了甘肃省定西市陇西县的山地只能种麦子、苞谷、豆类,不能种棉花,因此那里的人缺穿不缺吃,于是便和村上其他几名大姨、大妈合计着,想结伴去那个地方换粮。

主意定了下来,张母便忙着将棉花拾掇起来,经过一年的耕种、劳作、采摘、脱籽、弹软后,教孩子们把棉花搓成准备纺线的半成品,然后自己接着纺线,几乎每夜都要忙到三更。张老师半夜醒来时,常常见母亲还在纺线,纺着纺着就打瞌睡,心中不禁酸楚。经过一两个月的纺线,下一道工序就是织布。张母将红、黑、白、绿相配的花线织成布,做成日常农户用的大小款式不同的床单,男女老少不同年纪穿的衣衫、裤子等,分了类整理好装进包袱,拿到相对不缺粮食而缺衣服的地方进行最原始的商品交易:1 件男式成人上衣换

15kg 小麦,1 件女士成人上衣换 20kg 小麦,小孩的 1 件上衣换 10kg 苞谷,小孩的 1 条裤子换 5kg 扁豆等。

东西准备好了,接着就是要前往换粮目的地——甘肃省陇西县。跨省要坐火车去,坐火车要买火车票才能上车,可那时候哪里有钱买火车票呢? 无奈之下他们的办法就是先买张短途票,能上火车再说。张家距换粮目的地有 1000 多 km 路程,全程票价几十块钱,邻县的武功县距张家则不到 15km 路程,于是张母就带着孩子先买了离家最近的马嵬坡站到武功站的火车票。上了车,换粮的人们,就像做贼似的跪卧在火车连接部分的角落,坐票大多是干部或者工人们买的,从西安到兰州的整个行程,慢车需约 15h,运行中有 2~3 次查票,每到查票时都是张老师最担惊受怕的时候,当列车员票查到自己所在的这个车厢时,张母就让几个小孩藏在别人的座位下面躲过查票,而大人则躲进火车上的厕所中,就这样战战兢兢地到达目的地。接下来出站又是一大难题,所有的乘客都需要检票出站,张母她们的票显然是不能出站的,而且一旦被查出来,按铁路部门的规定就要补好几倍的票钱,交不上钱就会把人送到当地的流动人口收营站,那就更麻烦了。大人们大多都有经验,下车后不去检票口出站,而是找隐蔽的地方藏起来,等火车站检票结束,再绕过火车站,沿铁道向站外走去。然后再沿崎岖的山路一个村一个住家户地打听,谁家需要花布衣裳,用钱买用粮换都行。

张老师多次随母亲外出换粮,印象最深的一次是在 20 世纪 60 年代中期的暑假里,二兄长学校放假,家里实在没有米和粮了,张母就带着两个孩子踏上了去甘肃换粮的征程。到了甘肃,他们又饿又累又渴,那时候卖饭的地方很少,而且就算找到了饭店也吃不起。三个人换粮换到中午,好不容易到了甘肃省的土店子村,进了村,见到一位老者端着碗在门口吃饭,张母恳求道,自己的两个娃一天多都水米未进了,恳请老人能可怜可怜这两个孩子。这位老者见状起身,从家里拿出三个馍,给了张母。谢了老人的救助,张母却说自己不饿，硬要两个儿子赶紧吃，那时张老师年龄小不懂事，饿劲上来了便拿起馍大口大口地吃着，而一旁的二兄长只是无声地流着泪，攥在手里的馍一口也未吃。张母见了也是泣声难抑，对老者说道："我们是陕西人，家里实在揭不开锅，才带着两个娃出来，我这有几条床单、大人小娃穿的衣服，看哪个大叔大妈好心人需要，给我们换一点儿粮食，就拿回去用吧。"说着便打开包袱，摊开所带的衣物用品。不一会好多媳妇姑娘围了上来，拿着张母做的衣服、床单爱不释手，连着问这个衣服需要多少麦子，给苞谷需要多少，经过近 2h 的讨价还价，将所带的衣物全换成了粮食，张母这才露出了一丝微笑，欣慰地叹声："粮食换到了，我娃有吃的了。"这时收拾了粮食刚准备返回老家，而张老师的二兄长却高兴不起来，扯着张母说自己肚子疼、头疼、头晕，人是饿，手里的馍却还是一口吃不下。这时，那位慈祥的老者开了口，用甘肃的口音说道："娃呀，饭还是要吃的，不吃会饿出大病，现在全国人都缺吃的，就是我们这儿比你们陕西好点，吃不饱不丢人，没啥吃的还不想办法才丢人，吃好、想开，好好上学，日子才会好起来。"说罢又将家里中午剩的汤面条加热后让张母和两个孩子吃，二兄长这才勉强地吃了一碗汤面条，可还说头晕、头疼、肚子疼。张母很是着急，在这人生地不熟的山区里，这可怎么办呀？老者见了便让张老师的兄长躺在他家炕上休息，张母连忙过去给孩子揉肚子，捏脊背，按压提捏眉心、两眼角外，好心的甘肃老者还让家人多做了些可口的饭菜，让张母给孩子喂。经过几天的调养，孩子的症状有所好转。老者念在张母独自拉扯着两个孩子，一个娃还闹了这些天的肚子，便用自家架子车帮张母把换得的粮食运到了火车站，还给三人买了甘肃土店子到陕西马嵬坡的全程车票。张老师拿着票，感觉自己从来没有像这样理直气壮地坐过火车，再也不用和兄长一起东躲西藏，也不用看母亲挤在小小的厕所里了！下了火车，三人各背了很重的粮食回到了家，张父见状红了眼眶，连连对妻子说："你比我强啊！"又转身叮嘱孩子们："你们以后长大成人了可要好好孝敬你妈,这都是你妈的功劳啊!"。

20世纪60年代末70年代初由于家庭贫困,张老师的二兄长初中毕业后应征入伍,在甘肃当兵。20世纪90年代末千禧年初时成为甘肃某军分区的政委,他将母亲接到家中赡养。闲谈间忆往事,说起了以前在甘肃换粮食的辛酸经历,唏嘘之中感慨幸得那位好心人出手相助,末了更是紧紧握着母亲的手,若是没有这双手一针一线地缝制出那些衣物,张家的孩子,真不知能不能侥幸逃离那场灾难。

1965年之后,国家的整个形势开始好转,农民的生计较三年自然灾害时期有了明显的改善,家里人又重新商量起张老师的上学大事。幸运的是,这回学校同意他插班进三年级,继续完成小学的学业。那时随着整个形势的好转,国家对农村特困家庭的子女出台了帮扶政策,由生产大队出具家庭困难证明,经校方同意便可免除学费。张老师就是凭着国家的好政策,顺利地完成了小学学业。

可谁都没有想到的是,就在他小学毕业时,"文化大革命"开始了。学校停学,小学生被生产队安排在地里拔草、锄地,劳动量相对较小,给生产队干一天活可以计6个工分。尽管如此,张老师还是很高兴,想着自己终于可以为家里添上一份力了。

在生产队干活的那两年,张老师也目睹了一些新鲜事。彼时张家有一个远房亲戚,论辈分张老师管他叫四爷,是农村的一个全科郎中。他会用针灸治腰腿痛,会用鸡内金、山楂治积食,村子里谁有个感冒发热,就给开几片去痛片。如不退热,他便拿出一支注射针管,倒碗开水泡泡(就算消毒),吸上一支"氨基比林"在患者屁股上打一针,就退热了。有次张父犯了腰痛病,实在疼痛难忍,就请来了郎中四爷。张母事先做好煎饼,炒好鸡蛋,等待郎中的到来。没一会儿,四爷就到了张家,见到张父便立即询问病情并检查了一番,待问得差不多了,四爷便打开了他装针灸针的皮夹子,找准了地儿在张父的腰上扎了几针,又在腿上扎了两针,一会儿动动这根针,一会儿动动那根针。起针后，又取了一个小瓶盖，倒上麻油，用火点着麻油后，将罐头瓶轻轻盖在上面。这罐头瓶一盖，瓶盖里头的火就自个儿熄灭了，而这罐头瓶也就紧紧地吸在了张父的腰间。张老师凑近了去瞅，隔着罐头瓶的玻璃，只见里面的皮肤发红、发紫、发黑，约十来分钟后，四爷便去掉了张父腰上的罐头瓶，张父起身活动了两下，说这腰痛还真是好些了。之后大约又治疗了四五次，张父的腰痛病就慢慢好了。

两年后，邓小平同志开始主持国务院工作，并且提出"复课闹革命"的号召，于是全国各地的中学开始招生。张老师经过一段时间认真复习，考上了当地的中学。那时初高中的录取比例是25%左右，能被录取的学生都是佼佼者，可以考上中学的学生及家长都觉得很光荣。而张老师读完初中、高中，准备上大学时，国家政策又有了变化：中学毕业后，必须在农村、工厂、部队接受2年的再教育。城市里中学毕业的学生，要上山下乡，在农村扎根落户，符合条件的进工厂当学徒工，或者进部队当兵。像张老师这样的农村中学毕业生，大都回到了自己的家乡，张老师也不例外。

当时，村里的高中毕业生屈指可数，回来接受贫下中农再教育，便得到了农村干部的重视。于是张老师和他的同学均接到一些令人羡慕的工作任务，例如让同班的几名高中生一起去办农民夜校，教农民写字、认字，普及一些基本文化知识。经过一段时间的磨炼，张老师的两位同学便在生产队当了出纳、会计，兼记工分。而张老师被分配到家中所在的第三生产队当上了副队长，并且让正队长好好培养后辈。经过几个月的工作，生产队的劳动效率就有了大幅度的提高，原来生产队实行的是按天记工分，即只要全天出工，农民在地里干多干少都是一天12个工分，导致劳动效率特别低下，干活多的人满肚子怨气，严重挫伤了大多数人的积极性。张老师观察了一段时间，便和正队长商量，除了特殊岗位，一律改按工时记工分为按劳动的效果记工分，如秋收砍苞谷秆，不是砍一天记多少工分，而是砍一行记多少工分。提议当即得到了肯定，随即经过周密的设计，生产队的队长、副队长、会计、出纳都忙到管理中去，群众干活的积极性一下子高涨起来，农活进度远远超过了其他的生产队，干活的社员们心情舒畅，干劲十足。这也得到当时大队领导的高度重视，当大队领导了解了张老师他们这样的做法之后，连连夸赞。

1974年，公社干部到了张老师所在的生产队视察并与张老师谈话，首先肯定了他这一段时间副队长当得不错，并鼓励他要好好干。谈话到最后，公社干部拍了拍张老师的肩膀，问他是否愿意加入中国共产党。张老师愣了一下，因为他知道有好几位村干部申请入党，多年都未能如愿，心里暗自忐忑，自己是一个刚毕业的学生，能行吗？但是，他还是坚定地点了点头。公社干部告诉他，要加入中国共产党，首先要学习党章。公社干部让大队党支部书记给了张老师一本党章，并告诉他要先学习党章，有了体会，有了信念，再写入党申请书。他回家后跟家人说了这件事，家人都很支持。到了次年3月，张老师终于成为一名共产党员，并被支部大会推选为支部副书记（当时无预备期）。

第三节　步入高校

在农村经过两年多的磨炼，张老师感慨万分，700多个日日夜夜，虽苦虽累，却是他人生中宝贵的经历和重要的组成部分。由一名学生到一名村干部的角色转变，他逐渐地积累了工作经验，迈出了走向社会的第一步。他劳动努力所取得的成绩也得到了群众及组织的肯定及赞赏。

在20世纪70年代，大学招生不像今天要参加文化课考试，而是从工人、农民、解放军中选拔优秀的中学生进入大学深造，为国家培养"又红又专"的知识分子，因此便把那时的大学生称作"工农兵学员"。张老师经过组织提名，群众大会表决通过，再经政治审查等程序，有幸地成了其中一员。那时候上大学也没有填报志愿这个环节，党叫干啥就干啥，干一行，爱一行，这也是那个年代对共产党员的基本要求。

有一天，张老师和往常一样，在地里忙着同群众一起干活，忽然听到大队会计在高音喇叭里通知："张争昌书记请回大队部，有要事"，听见喇叭喊自己的名字，张老师便立即放下手中的农活，急忙向大队部办公室走去。刚进大队部办公室，便瞧见两名干部打扮的陌生人。那两人见他来了，就先开口自我介绍："我们是县招生办的，你经组织推荐、群众讨论，被定为咱们县上大学深造的人选之一，今天来征求你的意见。"随后他们向张老师简单地介绍了部分大学的录取专业和名额，最后说道，组织初步的决定是希望你和其他两位候选人去陕西中医学院（现陕西中医药大学）学中医，毕业后仍回到县里，为群众防病、治病。那时实行三来三去的政策：从农村来的考生，毕业后"社来社去"；从工厂来的考生，毕业后仍回原工厂工作；部队来的现役军人学生，毕业后仍回部队工作。张老师听罢立即表示愿意服从组织安排，只要能为父老乡亲服务，任何岗位他都愿意。

大约过了一个月，张老师就接到了陕西中医学院的录取通知书。在这之前，家中的大兄长就已从县城的新华书店买回了中医基础、中药学、针灸学等书籍，让张老师抽空先了解一些中医的基本知识，毕竟系统理论的中医知识于张老师，是陌生的。临近报到，母亲更是天天忙活着给他缝被褥，收拾衣裳，准备日常生活用品等。临行前，大队还为张老师举办了欢送会，随后张老师踏上了去陕西中医学院的征程。

走了好些路，又换了好几次车，几经周折，张老师终于到达了目的地——咸阳。一出站就看见学院拉着"欢迎新同学"的红色横幅，横幅旁边停放着一辆大巴车，车身印着六个醒目的大字"陕西中医学院"。张老师坐上迎接新生的车辆直奔校园,在工作人员的引导下办理了入学注册、户口迁移等各项手续。次日入学教育,参观校园,第三天便开始正式上课。张老师被分到了1979级2班,上课那一天,全班45名同学都兴奋地提前来到教室,准备好聆听大学的第一堂课。八点一到,上课铃响了,一位满头白发的老师走进教室。老师上了讲台,一句话未说,先在黑板上写了"常森元"三个大字,然后转过身面对着新同学们,严肃地说道:"欢迎同学们来陕西中医学院学习,我叫常森元,是你们的中医基础课老师。我认真教,也希望你们能认真学,为今后的临床课学习打牢、打实基础。"语毕,这位常老师便开始在黑板上书写,板书内容为毛主席语录:"中国医药学是一个伟大的宝库,应当努力发掘加以提高。"接下来才开始讲课。常森元老师讲课层次清楚,内容丰富,在座的所有新生都被他深深吸引,目不转睛地盯着讲台。常森元老师用四个问题开启了我们中医启蒙的第一课:"什么是中医?""什么是中医学?""什么是中药?""什么是中药学?"讲完最后一个问题,正巧下课铃响了。常老师面带微笑地将粉笔投进粉笔盒,转身离开了教室。这时同学们开始议论起来,有的说大学老师的授课水平就是高,听课是一种享受;还有的说上学这么多年,从未遇见过像常老师这样,讲课条理、层次清晰,逻辑严谨的老师。

常老师给新生们上的第二节是中医基础课,他只讲了五个字"伟大的宝库"。中医学,为什么说它伟大?常老师从远古讲到近代,从扁鹊讲到张仲景,从傅青主治疗妇科病讲到钱乙治疗儿科病……从黄帝内经讲到清朝、民国之间的具有代表性的中医文献。讲得活灵活现,生动感人!仅毛主席语录中的这5个字,常老师足足给学生们讲了6节课。这六节课听罢,张老师和同学们依旧觉得不够过瘾,似乎这6节课,仅有6分钟般短暂。

作为这一届学生中医基础理论的启蒙老师,常森元老师后来还为学生们讲授了阴阳五行等几部分基础理论内容,无论是授课氛围、课程内容还是教师个人的风度,都深受学生的好评! 多年后张老师回忆起来,仍感慨万分,"师父领进门,学艺在自身",他和同学们的的确确是被一位好师父领进了中医药这个广阔天地!

从教务处的课表安排上得知,中医基础理论课从第二章开始由很有名气的傅贞亮老师主讲。张老师曾听高年级的学长们讲,傅老师讲的中医基础理论课在全国的中医学院基础理论界都是一流的,同学们便更期盼聆听傅老师的课。

当傅老师讲完精、气、血、津、液、神,接着讲脏腑之间的关系时,班里一位善于思索、年龄稍长的同学很有礼貌地举手提问:"傅老师,您讲肺和大肠相表里,那肺能不能和膀胱或小肠相表里? 哪一脏和哪一腑相表里? 我又看不见,听不到,摸不着,那为什么和大肠相表里的一定是肺呢?"这时傅老师突然笑了,笑得开心,也笑得有点无奈,"教了一辈子中医基础理论,还是头一次听到学生问这样的问题啊。"笑过之后,他便回答了这位同学:"你要想看得见,以后当了临床大夫就能看得见,治便秘要用宣肺法,肺气不宣是引起便秘的病因之一,肺气肃降功能正常,便秘便会得到缓解或治愈。"为了让学生更进一步了解肺和大肠相表里的理论,傅老师又举了个日常生活中的例子,"解大便这件事是每个人都经历过、体验过、熟知的事情,你们想一想,自己大便的时候是张着口还是闭着口?"话音刚落,同学们都笑了,说是闭着口,傅老师又问,"那为什么不张着口?"这会儿大家伙面面相觑,张老师托着脑袋想了好一会儿也摸索不出其中的道理。"肺主气,以清肃下降为顺,闭口、用力、使劲,肺气下降,以推动大便的下行排出。便秘的人,肺气不能肃降而上逆,就会出现胸闷、咳嗽,你们说,是不是这样?"听傅老师这般说,同学们顿时恍然大悟。他智慧地结合日常生活的现象解释,加上幽默风趣的阐述,使得同学们在欢声笑语中牢记中医基础理论的知识。

五脏六腑讲完了,接着就是脏腑辨证。当讲到脾胃湿热的主要特征时,有一位农村来的女同学举手向傅老师求教,问傅老师:"您刚才给我们讲脾胃湿热的表现时，说脾胃湿热多由湿邪郁久而化热，病人会面目皮肤发黄舌苔黄腻，湿热为什么会导致患者面目皮肤发黄，舌苔黄，怎么不发黑、不发白?"问题一问出口，傅老师便笑了，说道:"这问题问得我很高兴，说明你们善于钻研。湿热发黄，其实和五脏和五色等方面都有密切关系。"傅老师做了解释之后，看着同学们好像还没有完全理解，就进一步联系日常生活现象，帮助同学们理解湿热为什么会发黄。他微笑着说道"咱们同学有家在农村的吗?"班上近一半学生都举了手，"我家也在农村，"傅老师继续说道，"农村人将青草晒干、储存，为牛羊过冬准备食物，青草是绿色的，如果晒干的青草储存得好，半年后仍是绿色干草，牛羊都爱吃。储存得不好，让雨水淋进去，时间久了，打开草堆，第一，你的鼻子马上能嗅到霉味;第二，用手摸上去草已经因霉变而发热;第三，眼睛看上去其色变黄，就是湿气郁久化热，色变黄，已是病草，牛羊就不爱吃了。"傅老师结合农村生活现象，教学生理解湿热发黄。老师的课堂至今许多学生都记忆犹新。而张老师更是将常森元、傅贞亮两位老师铭记在心。

中药方剂理论课是由吕蓝薰老师主讲的。吕老师讲课严肃认真，对每一味中药的学名、俗名、产地、性味、归经、功效、应用、配伍、用量，以及现代医学的实验结果，都细心地讲解。讲完后再总结要点，将其编成歌诀或顺口溜帮助学生记忆。对部分中药吕老师会拿来标本帮助学生辨认，将不同产地的中药拿到课堂上让同学们分辨。有一次讲到治热痰用贝母时，吕老师拿了两个标本，一个标本是川贝母，为什么叫川贝母? 因为只有四川省的土壤产出的贝母才有治疗急性咳嗽的作用;第二个是浙贝母，又称象贝母，只有浙江省的土壤产出的贝母才有治疗慢性咳嗽，或是咳嗽痰少的功效。认识了不同产地的同一种中药，接着便是讲浙贝母与川贝母的异同点以及临床使用技巧。

方剂仍是以吕蓝薰老师为主讲的课。吕老师首先讲了药与方之间的关系,单味中药对某些疾病是有效的,个别的疾病单味中药就可治好,而疾病还是要靠中药与中药之间的合理配伍,以提高疗效,但配伍时有严格的要求,从而引出了"本草明言十八反"。君、臣、佐、使的配伍是方剂组成的基本原则,开方一定要遵循这个原则。方剂中药物的组成、药量的调剂,是历代医生经验、智慧的结晶,开方时应予以遵从,根据病情灵活应用。方剂是中医治病过程中"理法方药"的一个重要组成环节,是在辨证方法的基础上,依据治法的需要选择适当的药物组成的,故有"方在法中,法从证出"的原则。中药方剂有汗法、吐法、下法、和法、温法、清法、消法、补法八大法则,前人概括为八法。吕老师便按顺序从解表剂(汗法)开始讲,一直讲到补法的代表方剂,每一首常用方剂都做了详尽的传授,并且要求学生们毕业前每人必须熟练背诵400首以上方剂。古今的学士都将背诵书本视为苦差事,如何将苦差事变为乐事,将死记变为活记,吕老师向学生传授了妙招。吕老师将记忆方剂的方法分为:①死记硬背。有的方剂的组成药味多,难以编成朗朗上口的歌诀,必须死记硬背。背汤头就像给石头上刻字,常常背了忘,忘了背,背了再忘,忘了再背,没有五次以上的反复,是巩固不下来的。于是张老师和同学们每天早上天一亮就拿着方剂书埋头苦背,有人爱去对面公园背,有人喜静便找人少安静的角落背,有坐下来背的,有边走边背的,有两人你一言我一语互相启发背的……方式可谓多种多样。常有的情况是,有的同学面对面走过来,却好像谁也没看见谁,那是因为大家都在小声背诵着汤头歌诀。晨起上课前这一段时间,校园成了背诵的天地。②联想趣味记忆,以提高记忆效果。比如三仁汤是宣畅气机、清热利湿的常用方剂,以薏苡仁、杏仁、白蔻仁、竹叶、甘草、厚朴、滑石、木通、半夏组成,吕老师教学生记忆这首方剂时,在黑板上写了一则谐音顺口溜:"三人爬竹竿,扑通滑下来",让学生们对着三仁汤的组成分解、对号,分解完了,三仁汤也就记住了,这首方剂的组方直到今天张老师仍记忆犹新。这么一来,同学们记忆汤头歌诀的兴趣一下就被激发起来了。班里自然也不乏可造之才,有位同学把班上一男一女两位同学的名字结合起来编出了复原活血汤的歌诀,复原活血汤由当归、红花、蒌根、穿山甲、柴胡、甘草、大黄(川军)桃仁几味药组成,男生叫郭嘉宏,女生叫冯桂花,于是编出了"归花根甲红军仁柴草"的联想记忆歌诀,这么一来,全班同学在笑声中都记住了复原活血汤。后来还有人为四妙勇安汤编出了歌诀:"一甘二当三银元"四妙勇安汤由甘草、当归、银花、元参几味药物组成,这首歌诀不但说明了该方剂的药物组成,也体现出了配方的药量比例,一举两得。更有麻黄附子细辛汤,"麻细附"即"骂媳妇";大黄附子细辛汤,"大细附"即"打媳妇"等。

张老师和同学们的针灸课是由国家中医大师郭诚杰教授主讲的,郭老挂帅的针灸教学团队,讲课生动、形象,把学生当自己的孩子对待,手把手地教。郭老师基础理论好、临床好、医德更好,心里装着病人,想着病人。当学习了针灸经络、腧穴、刺灸法等基础理论后,郭老师便开始为学生们讲临床各论,第一个讲的病是头痛,讲头痛证状轻的好治,症状重的要配合现代医学检查,不要耽误了病人。"针灸是中医的重要组成部分,药物治病讲的是理、法、方、药,而针灸讲的是理、法、方、穴。针灸和药物最大的区别是:内科医生完成了理、法、方、药,开出了处方,就去药房取药了;而我们针灸治病,理、法、方、穴四步都是由针灸科大夫一手完成的,治疗效果的好与不好,针灸大夫承担着全部责任。",郭老一边示范最基本的持针姿势,一边继续说道,"古人讲,不懂经络,开口动手便错。针灸治病效果要好,穴位的定位一定要熟记、熟背,争取做到定位准确,进针手法要勤练,熟能生巧"。接着他向学生介绍,针感是取得疗效的关键环节,酸、麻、胀、困、抽,首先要自己体验,说着说着郭诚杰老师便拿出准备好的银针,消毒后,在自己左合谷穴刺了进去,再行针,"什么是酸、麻、胀、困,你只问病人,自己却没有感受,怎么能当好针灸医生呢?"随后便让学生自己动手体会。"针感一词在咱们教材上有,你们到图书馆去翻阅古代的针灸专著,找不到针感二字。"针感二字的来历,还有个小故事。20世纪60年代初,西方国家的一位总统访华,在完成访华的主要议程后,便向当时的国务院周恩来总理提了一个要求:"听说中国的针灸不用药物就能治病,我想看一看。"周恩来总理就陪同总统去选好的医院参观,针灸大夫边给病人扎针边问病人得气了没有,当时病人、周恩来总理及随同人员都没听明白得气是什么意思,随从的翻译也不清楚什么是得气,便问针灸大夫,得气是什么意思,针灸大夫答道:"就是给病人扎上针,病人要有酸、麻、胀、困的感觉,针灸的治疗效果才好。"这时周恩来总理便道:"把你说的得气换一个说法,叫针刺的感觉,简称针感如何? 当然,我不是医生,你们可以作为建议参考一下。"于是这位针灸大夫向陪同的领导及针灸专家汇报了总理的意见,后来的教科书就将"得气"一词用"针感"一词替换了。回想起大学的日子,张老师将郭诚杰老师看作自己走向针灸道路的指路明灯,郭老的人格、医德、医术永远是他学习的榜样。

理论学习阶段结束了,就要进入生产实习。张老师被分配到惠安化工厂职工医院,到该院的中医科实习。当时的带教老师是中西医结合副主任医师臧兰芬老师,臧老师学验俱丰,一上班,病人就把他围了个水泄不通。这一天,臧老师接诊了第一位病人,简单地问了病情后,就把病人交给张老师,"拿出你的治疗方案,再交给我。"于是张老师就按照主诉、病史、舌脉、中医诊断、辨证、治则、方药这个顺序写了起来,边写边问,大约半小时后完成给了老师。臧老师边把脉,边问病史。看着病历念道,主诉:两胁胀痛20d。病史:20d前生气后出现两胁胀痛,平素心情不舒,易生气。查体:舌淡红,苔薄白,脉弦,诊断:胁痛。辨证:肝气郁结。治则:疏肝理气。方药:柴胡疏肝散(柴胡12g,枳实9g,生甘草9g,炒白芍12g,川芎9g,香附12g)7付水煎服。医嘱:调节情志。臧老师细阅读完病历和处方后,一字未变,只在医生签名处签上了他的名字,患者便拿着处方离开了诊室。7d后患者复诊，反馈治疗情况，说疗效很好。与上次一样，臧老师还是让张老师患者给看病，张老师经过认认真真地思考，将上方略调后再开7付。后来，这位患者向臧老师表示道："中医学院那位新大夫病看得真不错。"

一个下午，一位男性患者赶着医院快下班的点儿来求诊。当时张老师正在诊室打扫卫生，臧兰芬老师便接诊了这位患者，张老师在一旁听到那病人叹说自己浑身上下所有的关节都是又冷又痛，被这病折磨了不少日子。臧老师诊完患者便喊了声："小张来开药"，张老师接过病历看了一遍，瞧着方药处写着蠲痹汤10付，心里揣摩着该是哪个蠲痹汤，少顷拿不定主意，便问一旁的臧兰芬老师："是开《医学心悟》的蠲痹汤？还是《百选一方》的蠲痹汤？还是《杨氏家藏》的蠲痹汤？"臧老师听罢便要张老师再把病人细查一遍，说道："开哪个方子由你来定。"张老师结合患者的病情仔细推敲了一小会儿，下了笔，便听见臧老师夸赞到"长江后浪推前浪，小张，你的中医可比我要好啊"。这事之后，臧兰芬老师便和院方交涉，要求给张老师配一个独立的诊疗桌，起初医院不同意，表示实习生只能跟老师学习，不能独立处理病人，但在臧老师的坚持下，医院的主管部门还是同意了这个请求。为此张老师很感动，同时更暗暗下定决心，一定要成为一名优秀的中医，决不辜负老师的辛勤栽培。

岁月如梭，毕业时，校方曾希望张老师留校，参与学校的行政管理工作，但热爱中医药事业的张老师在经过激烈的思想斗争后婉拒了校方的好意。令他欣喜的是，最后校方宣布工作分配方案，将他分配到了陕西省中医研究所（现陕西省中医医院）。他的行医之路，由此开始！

第四节　师从名家

1979年，张老师从陕西中医学院毕业，他兴奋地拿着派遣证，来到位于西安市西华门的陕西省中医研究所（现陕西省中医医院）报到，心里想着自己终于要成为一名可以为患者解除病痛的医生了。可是，迎接他的却是当时的政治处工作，他被安排在政治处临时帮忙，清查部分同志在"文化大革命"中个人档案里强加的不实材料。该工作结束后，单位又安排他进入了落实政策工作小组，去北京、山西等地外调，查清在困难时期有自动离职员工，将部分工作人员遣送回原籍劳动等错案。这一干就是 1 年多，张老师心里不免有些着急——行政管理工作一时半会儿结束不了，眼看着也进不了他盼望、喜爱的医疗科室。他曾多次向组织表明自己的想法，后来一位主要负责人找他谈话，说："组织考虑你在上大学前从事过管理工作，在大学期间，也一直担任班长的职务，目前国家的政策就是要改变外行管理内行的体制，组织想让你从事行政工作。"张老师心想，自己在行政管理上确有些小小的阅历，但大学几年里真正学到的，可不是行政管理，前头留校算是个小门槛，跳过了，谁知现在又要面临选择。张老师考虑再三，既然走了中医这条路，就要坚定明确地走下去！他向组织表示：既然学了中医专业，下定了决心，这一辈子就是想当中医大夫。

过了几天，人事部门通知张老师去针灸研究室报到。到了针灸室，见到了陈克勤主任。陈主任了解了他的专业学习情况后，便问他是否愿意一辈子从事针灸这一行。张老师坚定地点了点头，便开始了全新的工作。每周 3 天时间从事针灸研究工作，3 天随陈克勤主任上门诊看病。

开始工作的第一周，张老师就接到了一个艰巨的任务。"明代有个针灸名医，字吴昆，著有《针方六集》，后世针灸医家很崇拜他，用他的理论治病效果很好，"陈克勤主任缓缓道来，"这本《针方六集》已濒临失传，这次我去北京开会，国家图书馆有一本线装《针方六集》，保存得还可以，我就用照相机请人按要求拍了下来。"而张老师的任务，就是要将这本《针方六集》抄写出来。这可不是一般的抄写,需要借助微缩阅读仪,在暗室中进行。微缩阅读仪安装在一个特制的黑色棚里,外面的光线如果照射进去,就会严重影响阅读仪的清晰度。就这样,张老师每周有3天时间都在这个暗无阳光的棚子里工作,一般抄两个小时,休息一会。那会儿正是酷暑时节,张老师穿着背心工作两个小时,早已满头大汗,身上前后湿了个透。休息出来,看见陈主任亦是顶着满头大汗,低着头边思考边写作,直到中午12点下班,两人才都放下工作。

过了几个月,张老师抄了十几本厚厚的稿纸,手指肚硬生生地磨出了一层茧子,才把珍藏的《针方六集》照本全抄完了。

大概过了两周,又有了新的工作,陈主任在张老师的手抄本《针方六集》上按序标上数字,并交给他一把剪刀,一瓶胶水,几本稿纸,要求他在原文300字以内留两张稿纸空白,300字以上另多留三张稿纸的空白,将手抄本剪贴在新的稿纸上。完成后不久,陈主任又在原文空白处写了字词注解,释成现代文体,随后又让张老师按原文、字词注解,译文的顺序全部认真地抄写。抄写完后,经陈主任修改,送往陈主任已联系好的西安第六中学校办工厂打印,边打印边和原稿校对,全部文本打印校对完后,再次仔细审阅,审完后陈主任嘱咐张老师交厂方装订成册,送交出版社。

《针方六集》的工作结束后,陈克勤主任约了张老师和其他两位科室同事去他的办公室,给同事们讲解先天性色觉障碍的针刺治疗想法和思路。先天性色觉障碍俗称色盲、色弱,这种病属遗传性眼科疾病,西医认为属不治之症,不知针灸可否攻克该病。陈主任说自己在几十年的临床中遇见有些年轻人,因患此种病,求职受到很大的限制,上大学诸如和辨色有关的专业不能录取,火车、汽车、建筑工地吊车的司机也做不成。针对这种疾病,西医、中药大都捉襟见肘,而陈克勤主任便考虑辨证选穴,用针灸治疗这类患者,结果显示,针灸有效。经过一番商讨,陈克勤主任拟定了两组治疗方案,准备大样本治疗观察,并请来了眼科腾维成主任,随后开始色盲普查工作。张老师和同事们拿着陕西省中医药研究所(现陕西省中医医院)的介绍信,到西安市的所有中学里分批进行色盲普查,普查工作结束后,考虑到学生上学的实际情况,决定在每天下午的5~8点进行免费的针灸治疗,10次1个疗程,1个疗程治疗结束,休息1周后复查,以观察疗效,然后继续下1个疗程的治疗。治疗5个疗程后进行疗效评定。按显效、有效、无效、中断等进行统计分析,此项工作完成后,发表了2项研究结果。一是西安市中小学生色盲症之调查;二是针灸治疗先天性色觉障碍109例的临床观察。

每周有三天张老师要随陈克勤主任出门诊,随诊收获颇丰,陈主任的针灸理论功底令他赞叹不已。每取一个穴位陈主任都会先讲理论依据,从归经、定位、配穴、临床应用、注意事项都详尽的讲解。陈克勤主任还特别注意针刺的手法,哪一个穴位出现什么针感,可达到什么效果,都胸有成竹。例如刺风池穴,下针后医者手下要有什么感觉,患者要有什么针感,都有严格的要求。陈克勤主任常谈针刺之要点,首先,针灸大夫手下要有如鱼吞饵之感觉。就是针扎进穴位后,大夫在行针时手下要有沉、紧、重的感觉。若手下空虚、轻浮,那就是没有得气,需调整进针方向、深浅度,直至患者有酸、麻、胀、困的感觉,而这种针感,比较而言,四肢穴位易产生体会到,腹、胸、背部位腧穴针感不易感觉到。

令张老师难忘的是,有一次他按陈主任的要求给患者针刺风池穴后,便被提问该穴的归经,张老师一急,没答上来。而陈主任却从手太阴肺中焦起,烂熟地背完了十二经脉循行的内经原文及起止穴位。张老师很吃惊,从内心敬佩陈主任。陈主任告诉他说,自己50岁以前,每天都会拿出2个小时的时间来背书。从那以后,张老师便下定决心学习陈克勤主任的这种精神,开始坚持背诵针灸基础理论。不出几年,张老师便已能像陈主任一样熟练地背诵十二经脉的循行路线,每条经脉的起止穴位,常用穴位。多年之后,张老师自己带教学生时,像当年陈主任一样,熟练完整地背诵经脉分布时,面对年轻医生们吃惊的表情,他笑着说道:"这是我的老师陈克勤主任的作风。"在陈克勤主任的影响下,张争昌老师形成了认真、严谨的学习、工作态度。

陈克勤主任是陕西乃至全国著名的针灸名人,获联合国传统医学贡献奖,"针灸敏感人的研究"获国家医药卫生科学大会奖,并先后获得省部级以上成果奖7项,其中国家级2项。他主编了《针灸枢要》《针方六集(上下册)》等著作10部,在国内外期刊发表学术论文80余篇。

刘森亭主任医师是陕西中医学院的特聘教授,他为人善良,正直无私,是学验俱丰的学者。张老师与他既是师生,又是知心好友,曾跟随他针灸临床30余载。若要详介他,只有四个字:良师益友。

相识是一种缘分,有一回,张老师与刘森亭老师在图书馆偶遇,便请教刘老师,什么叫论文,论文该怎样写,两人交谈后更是一见如故,刘森亭老师便开始向张老师讲述论文的概念,不同体裁的结构、要点等。说着说着还在不同的书架上抽出了几本中医学杂志,打开杂志找了文章进行实例讲解。刘森亭主任让张老师先看小标题,看完后对他讲解了该篇论文的体裁——综述性论文,可以反映一定时间段某种病的研究动态,写完综述,对该病种的病因、发病,各家不同的治疗方案以及疗效就有一个全面的了解,提高临床疗效的同时,也丰富了自己的理论水平。末了,又对张老师讲:"我现在正在进行面神经麻痹的资料查询,做了部分文献卡片,你要愿意,咱俩一起合作。"张老师欣喜地答应了下来,紧接着便接到了刘老师安排的工作。首先在陕西省中医研究所(现陕西省中医医院)图书馆、省医学图书馆、省图书馆将中医杂志、针灸等专业杂志进行摸底统计,然后分工,刘森亭主任负责古今针灸等专著的文献摘录,张老师则负责新中国成立后中医针灸杂志的文献摘录。刘森亭老师当时还提出了做文献卡片的内容要求,经过半年的努力,两人合作完成了《面神经麻痹的研究和进展》一文,这也是张老师与刘老师合作撰写论文的处女作品。

俗话说"师父领进门，修行靠个人"，接下来的日子里，刘森亭老师找出了两篇具有代表性、示范性的论文，让张老师认真阅读，学习此类论文的写作。又指导他怎样收集临床资料，从选病开始（大多考虑现临床疗效不佳的病种），到挑选应用特种针法，再到筛选疗效肯定的穴位，最后组成针灸处方，进行小样本观察，观察后确定治疗方案，按照方案完成 30 例以上观察病例之后，再进行统计、分析等。在刘老师的指导下，张老师撰写了《耳针治疗三叉神经痛》论文，发表在《河南中医》杂志，这也是他独立撰写的第一篇临床报道论文。

跟随刘森亭老师针灸临床 30 余载，是张老师针灸生涯中最宝贵的 30 年，这 30 年里，他在刘老师的教导下，从一个学识浅薄的年轻医师成长为一名成熟的针灸医师。刘森亭老师的恩德他将终生铭记。

更幸运的是张老师和刘森亭老师同一诊室、同一班次出诊，这是他学习老师针灸临床经验的绝佳机会。一次，遇到一位面瘫后遗症患者，下眼睑发红外翻，患眼不能闭合，按常规的取穴方法治疗了很长一段时间，但效果不佳。于是刘老师改变方案，在患者的下眼睑常规消毒后，用毫针散刺出血，患者复诊时，外翻的下眼睑明显好转。随后，张老师除常规针刺外，每周给患者患侧下眼睑散刺两次。经过 3 周的治疗，患者下眼睑不红了，闭合也自如了。

还有一位腰痛患者，经针灸火罐治疗数日，腰痛大减，唯臀部有一处疼痛不减，这让张老师犯了难，想了很多办法，调整了针灸处方、针刺的深度、补泻手法，患者的疼痛仍未见明显缓解，于是他便请刘森亭老师指导，刘老师看过病人后说道："你不妨试一试皮三针，皮三针对于这类疼痛效果好，用这办法十几年了，患者普遍反映不错。"张老师听得有些迷惘，赶忙问什么叫皮三针，回忆自己学过的针灸教科书上并没有介绍过这个办法，也没有这个概念。刘老师向他讲授道："皮三针也叫痛点皮三针，是在痛点先平刺第一针，然后在左右两侧各一寸,平刺第二针和第三针,要求是一定要在针刺部位的皮肤看到针身,它和平刺的手法不太一样,平刺是针体和皮肤成15°夹角,皮三针是针体与皮肤基本不成夹角,沿皮肤平刺。"讲完,刘老师拿出3根1.5寸的针灸针,示范着扎上。之后张老师又以此法为患者治疗3次,疼痛消失。从此皮三针成了张老师的止痛的常规方法。

刘森亭老师是陕西省乃至全国闻名的针灸专家,其针灸学术主张、临床经验具有独特性及创新性,是陕西针灸史上重要的人物之一。刘森亭老师取得了"耳针辨证取穴盘""智能控制艾灸器"等科研成果,撰写并出版了《耳穴贴压疗法》《针灸秘鉴》《古今专科专病医案》等专著7部,发表《神阙穴的研究和进展》等学术论文50余篇,其中部分论文被收入《国际腧穴研究》等知名学术期刊中。

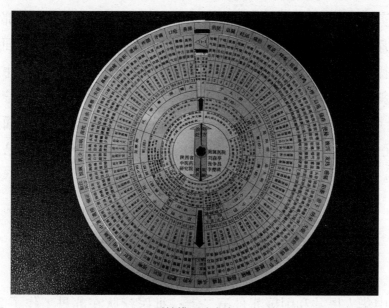

耳针辨证取穴盘

朱龙玉老师是电针治疗的奠基人,20世纪50年代初,朱老师对电针的研究就已取得理论和实践突破,1957年著有《电针疗法》一书,使电针在国内得到了广泛的应用和推广。经过20几年的基础和临床研究,朱老师又于 1981 年出版了巨著《中国电针学》。张老师有幸随朱老师在电针治疗室学习,亲耳聆听了关于电针研究的始末,亲眼观察了最原始的小木盒电针机和不同阶段改进的电针机。朱老师还将研究重点介绍给了张老师,一是电针机的优势,这是在祖国医学针灸理论的基础上,发展起来的一种中西结合的新疗法;二则是神经干针刺法,针刺点不是传统的腧穴,而是用针灸针刺激神经的相关节点,以达到治疗疾病的方法。张老师跟着朱龙玉老师随诊学习,时间虽短,但学术收获颇丰。

　　章逢润,陕西省中医研究所附属医院原副院长,陕西省中医研究所(现陕西省中医医院)原副院长,火罐疗法、艾灸疗法著名专家,著有《中国灸疗学》。章逢润老师善用闪罐,令张老师感触最深的是第一次见到火罐疗法在面瘫恢复期的应用。想起自己在上大学学习针灸时,学到的火罐疗法,只有定罐、排罐、走罐几种,在面部用闪罐治疗面瘫还是第一次见到。而现在,闪罐成了张老师治疗面瘫的常规操作方法之一。想起当年见到章老师治疗面瘫后遗症,患者口眼歪斜程度很严重,四处求医,西药、中药、针灸治疗用尽,治疗了近 10 个月,依旧没有什么起色。章逢润教授使用常规针刺加面部闪罐,配合温针灸治疗 3 月余,患者的表情肌在静止状态下已基本对称。

第五节　援外奉献

　　中华人民共和国援苏丹第二十一批医疗队在苏丹工作了 2 年,于 1995 年届满回国,上级卫生外事部门要在全省各级医院选拔第二十二批医疗队后备队员,经科室推荐,专业英语考试成绩合格后,由单位政治审查,报上级卫生、外事主管部门,符合规定要求的,即可进入后备队员之列,张老师有幸入围。经过 8 个月的出国前英语、阿拉伯语培训及外事纪律的教育,张老师于1995年7月登上了援外医疗的征程。从北京出发,经停印度孟买国际机场,穿过印度洋飞至非洲的埃塞俄比亚首都亚的斯亚贝巴国际机场,次日抵达目的地苏丹首都喀土穆"中国苏丹友谊医院"。该医院是中国政府无偿援建的中式风格医院,工作人员来自苏丹方的医疗、护理、医技、管理等多个领域,而援外医疗队专家主要承担苏方医护人员的培训,业务提高工作。张老师作为一名针灸医师,上班的第一天,就被等待扎针的病人围得水泄不通。工作所在地喀土穆是苏丹共和国的首都,是世界上最热的首都,曾经的老队员纷纷感慨这里一年四季都是夏天。天气炎热,老百姓白天常在潮湿的草坪上席地而坐,到了夜间,由于室内太热,当地人常常穿着穆斯林的大袍夜宿在草坪上,因此腰腿疼、关节炎发病率高。张老师上班的第一天就接诊了120多名患者,85%的患者都是因风湿关节痛而来求医。张老师在苏方护士的协助下忙碌了一整天,当地患者激动地用阿拉伯语说着:"依不拉都可,突儿,达马木!"译成中文意思的是"针灸专家治病疗效很棒!"

记得有一天,来了位女性患者,说是腰痛了3天,求过医、吃过药都不怎么管用,特地从百里外赶到首都找中国专家治疗,去了骨科,不巧赶上医疗队的骨科专家外出会诊,苏丹的骨科医生给患者拍了腰椎及髋关节X线片,排除了骨折,便建议患者找中国的针灸大夫瞧瞧。于是家属搀扶着患者找到了张老师,经过详细的病史询问和必要的检查之后,初步诊断为"急性腰扭伤",于是便在患者的手背上常规消毒,选取"手背腰痛点"进行针刺。留针5min后,张老师开始边行针边让患者活动腰腿,又过了2min,患者面带惊讶地说:"随你,依不拉,郭一丝。"苏方骨科大夫用英语告诉张老师,患者的意思是:中国的针灸真神奇,他的疼痛好多了。于是继续留针30min,起针后这位女患者已能自如行走了。这让苏丹方医生感到不可思议,腰腿疼痛,不在腰上扎针,在手上扎针病就好了,他怀疑针灸针上可能涂有药物,张老师笑着摇了摇头。苏方的医生还是不相信,请求张老师把这根针送给他。大概过了两周,那位苏丹的骨科大夫又来找张老师,感慨地说,他将那根针送到苏丹最具权威的喀土穆大学实验室做了检测,结果令他讶异无比,那针上的的确确没有药物。从那以后,这位苏丹大夫便一直跟着张老师学习针灸。

中国人民的老朋友,中苏友谊的开拓者,苏丹前总统加法尔穆罕默德·穆罕默德·尼迈里2004年5月从美国诊病疗养回国。他身患多种疾病,腰背及双膝关节疼痛,双脚肿胀使他行走艰难,痛苦不堪。张老师当时任中国援苏丹第26批医疗队队长,按规定程序报批后,为苏丹前总统安排诊疗工作。随后中国驻苏丹大使馆和医疗队组成了诊疗专家小组,对总统的诊疗做了充分的考虑和细致的安排,决定指派针灸专家雷正权主任医师和冯育德翻译具体承担执行。张老师作为医疗队队长、针灸主任医师,任专家组组长,负责全面的诊疗及与苏丹方政府的沟通、联络、协调工作,并不定期参与针灸方案的调整、修订工作,及时将诊疗情况向使馆及国内卫生部汇报,听取上级组织安排与指导。经过一个疗程的针灸、推拿、耳针、拔火罐等中医治疗,总统的关节疼痛及行走不便得到了明显的改善。疗程间休息过后,继续下一个疗程的治疗。总统尼迈里对治疗效果非常满意,对参与诊疗的中国大夫说:"我还要打乒乓球、羽毛球呢!"苏丹所有的工作人员对中国医生的医术表示赞赏。尼迈里总统邀请针灸专家、翻译等工作人员到他的故乡苏丹东古拉参观游览,并得到了当地政府的热情款待。在各级政府官员拜见他时,总统满怀喜悦地把中国医疗队为苏丹人民医疗援助的事迹告诉他们,加深了两国人民兄弟般深厚的友谊。这对苏丹上层的影响非常大,也非常广泛,使针灸在开展医疗援助、对外交流、传播友谊、加深了解、扩大影响方面再续辉煌。

在治疗期间,中苏彼此逐渐熟悉,有了治疗以外的交谈。最初谈及的话题是尼迈里总统与毛泽东主席的交情,话题一打开,总统激动不已,滔滔不绝,称赞中国人民和苏丹人民有着兄弟般深厚的友谊,对毛泽东主席非常钦佩。同时,他也非常喜欢和中国人来往,过去中国一直无私地支援苏丹人民,如今中国又帮助苏丹开采石油,发展经济,使苏丹在近几年里有了长足的进步,国力较前有了明显的增强。同时,总统更感激中国政府在各领域对苏丹人民的帮助和大力支持,中苏两国的关系更加紧密。交谈中,总统对中国人民的感激之情溢于言表,同时张老师感受到这位可亲可敬的老人记忆清晰、知识渊博、高瞻远瞩、与时俱进,充分体现一个时代伟人的气派。在一次交谈结束后,总统提议和张老师单独合影,张老师激动地答应下来。尼迈里总统与张老师坐在会客厅的一组单人沙发上,中间放着优美的茶几,尼迈里坐在右侧,张老师坐在左侧。当摄影师将要拍摄时,总统突然挥手示意停下,告诉旁边的工作人员,让把沙发中间的茶几移走,将两人沙发靠拢,并说道:"中苏两国亲密无间,没有任何距离。"在场所有人这才明白了总统的意思,相机咔嚓一声,留下了苏丹前总统和中国医疗队队长的合影,张老师将相片珍惜永存,正如中苏友谊地久天长。

在张老师为总统治病后,传统的中医、针灸在苏丹上层名声不断扩大,政府高官纷纷要求来医疗队接受传统的中医针灸治疗。在这个时刻,苏丹共和国总统府直属医疗门诊部,通过外交途径向中国援苏丹第二十六批医疗队正式发出热情而诚恳的邀请。直属门诊部主任阿卜杜·阿齐兹·艾哈迈德·阿里在信中写着:"尊敬的中国医疗队队长先生:您好!关于总统府直属门诊每周的医疗问题,我建议,在苏丹人民和中国人民同胞般友谊合作的框架下,我们期盼你们慷慨地参与总统府直属门诊的医疗工作,希望你们同意,以医疗合作的方式增加我们兄弟之间的了解。"信中更是希望中国专家进一步能为苏丹要员诊治疾病。医疗队就此请示了国内卫生部、陕西省卫生厅、中国驻苏丹大使馆等主管部门,征得上级主管部门同意后,大家高度重视并积极准备,决定由队长张争昌主任亲自带队,选拔语言能力强、医疗技术过硬、个人素质全面的雷政权主任医师、杜苏丰副主任医师,再配以具有良好外交能力、精明干练的冯育德翻译组成了一个特殊的中国专家小组,精神饱满地进入了苏丹共和国总统府直属医疗门诊部,主要开展中国传统针灸疗法和内科业务。

由于进一步强调了服务态度、医疗质量和外交礼节,工作一开始病人就将诊室围得水泄不通。总统府不得不新设置病床,扩大诊室,延长就诊时间,有时一个上午要接诊40多位病人。经过治疗,疗效显著,很快打开了局面。

苏丹共和国喀土穆空军基地司令,易卜拉欣·布希拉少将,患腰椎间盘突出症致腰腿疼痛多年,严重影响了他的生活和工作,对于这位军界政要,苏丹国防部曾拨专款让他去国外治疗,将军因对手术恐惧而疗效欠佳,后经外交途径前来中国医疗队寻找非手术疗法治疗。张争昌、雷政权两位专家为他制订了科学的治疗方案,运用针灸系列疗法,精心治疗一个多月后,布希拉少将疼痛消失,拐杖也不需要了。中国驻苏丹大使馆的领导获悉后,感慨:"医疗队为中苏两军的友谊做出了突出的贡献"。

苏丹共和国卫生部长办公厅秘书长哈桑·阿卜杜·哈迪博士患面神经麻痹,经苏方医生精心治疗6个月,仍存在明显的口眼歪斜。张争昌、雷政权两位老师接诊后,为他制订了严密的治疗方案,运用针刺点穴、推拿、艾灸等综合治疗近两个月,博士的口眼歪斜基本得到纠正,他本人对治疗效果亦是非常满意。

除此之外,苏丹共和国文化部高级官员玛吉德女士,体重达115kg,经张争昌、雷政权采用针刺、耳压、推拿、拔罐等方法减肥治疗两个月,体重下降至95kg,整整减轻20kg。玛吉德女士对中国医生的感激之情难以言表。

张老师作为第二十六批援苏丹医疗队队长,时刻牢记出国前卫生部领导在队长培训班上的指示和嘱托。医疗为外交服务,援外医疗期间医疗队全体成员时刻铭记宗旨,做出了不懈努力,也得到了受援国的赞扬和肯定。1997 年苏丹共和国卫生部、苏丹卫生部苏中友谊医院为肯定和赞扬张老师的辛勤工作,为他颁发了援外医疗奉献奖。2004 年苏丹共和国迈达尼省为张老师和在苏丹阿布医院工作的两位同志颁发了迈达尼省先进医务工作者奖。次年 8 月,苏丹共和国总统府也为张老师颁发了奖状。

　　2008 年 12 月 4 日,中国援外医疗队派遣 45 周年纪念表彰大会在北京召开,援苏丹第 26 批医疗队被评为全国援外先进集体。张老师作为先进集体代表在北京人民大会堂受到了李克强副总理的接见。同日中央电视台新闻联播节目进行了报道。2011 年 5 月 8 日陕西省卫生厅在西安人民大厦举行了援外医疗表彰大会,张争昌同志被评为先进个人,获得陕西省援外医疗突出贡献奖,受到卫生厅刘少明厅长的接见,并颁发奖杯。陕西日报 2011 年 5 月 9 日作了专题报道,并刊登了张争昌队长与苏丹共和国前总统尼迈里的合影。

第二章 学术主张

第一节 坚持辨证选穴用药

望诊、闻诊、问诊、切诊四诊合参是中医辨证的核心,有时需要舍脉从证,有时需要舍证从脉,一般是新病从证,久病从脉。辨证时应对四诊收集的资料认真分析,去伪存真,适度取舍。寒热是八纲(阴阳寒热表里虚实)辨证中的重要纲领,辨证准确与否是取得好疗效的关键。如果辨证有偏,治则、用药、取穴、药量,必然偏离正确轨道,针刺技术再好,也难取得好的疗效。正如《景岳全书·论治》言:"故凡治病之道,必确知为寒,则竟散其寒,确知为热,则竟清其热,一拨其本,诸证尽除矣。"张老师曾接诊了一位由外院转诊而来的36岁男性面瘫患者,右侧面肌下垂无力20余日,发病后次日去某医院就诊,首诊医生用中药、针灸治疗未效,后经朋友推荐来我科治疗。查体:患者面红,口唇干燥少津,右额纹消失,右眼流泪,闭合不全,右鼻唇沟平坦变浅,右口角低垂,舌红少津,苔微黄,脉弦滑有力。细阅患者在某医院诊疗之首诊病历,其主诉为右侧面部无力下垂,感觉减退1日,诊断:面瘫。治疗:取穴右侧阳白、太阳、地仓、颊车,双合谷。每日治疗1次。方药:全蝎6g,白附子6g,僵蚕6g,防风9g,蜈蚣1条,银花12g。每日1剂,早晚服。阅完病历,张老师认为,首诊医生的诊断、治疗基本符合患者病况,并无大的原则问题,按该病的发病及恢复规律,病情应该有所好转。但患者病情未有好转,反有加重,于是张老师重新审视患者表现,脉舌反应湿热之象明显。从首诊医生中药处方中选银花说明他注意到了患者病情有热象,但清热利湿大法在首诊医生的针灸中药治疗方案中未占主导地位。即刻调整治疗方案,按照针灸治则中的热则疾之的方法,取患侧攒竹、太阳、翳风、风池、地仓、颊车、双侧太冲、双侧侠溪,速刺不留针,并予患侧翳风、双耳尖、大椎、双肺俞穴刺络放血,在翳风、大椎、肺俞加罐,留罐10min。方药选龙胆泻肝汤加减(龙胆草9g,木通12g,当归15g,车前子12g,柴胡12g,山栀子12g,黄芩12g,泽泻12g,生甘草9g,生地12g),3剂,早晚空腹服,每次150mL;二诊:患者面红好转,自诉右侧面部较前舒服,闭眼较前自如,流泪减少,右口角已能微动。依上法治疗15次,患者面部已近正常。

另有一位54岁女性患者,上腹胀痛半年。曾在某三甲医院消化科治疗,经胃镜检查,诊断:慢性胃炎,服吗丁啉、保和丸效果不佳,后找知名中医消化科大夫治疗,服药后自觉恶心(具体用药不详),后停药。经朋友介绍,来我科试治。查:上腹无明显压痛,舌淡,苔白微腻,脉沉无力。张老师询问患者,平时腹部是否发凉,大便是否干燥,患者均无上述症状,大便每日一次。询问饮食习惯时,患者急切地回答道:"凉的一点都不敢吃,吃了胃就难受,晚上睡不着觉"。问诊的最后一点,对辨证至关重要,张老师脑海里的证型马上就出来了,该病为"寒性胃痛"。临诊十问歌的第五问,五问饮食,对该病的辨证起了决定性作用。于是张老师遵循寒者热之的原则给患者进行了针灸治疗。针刺百会、中脘、天枢(双)、内关(双)、足三里(双)、三阴交(双),用热补手法,中脘、天枢速刺不留针,予神阙、中脘、天枢几穴加艾盒灸,留针留灸30min,每隔10min行针1次。留针期间患者向大夫反馈说:"肚子热热的真舒服"。二诊:患者自诉上次治疗后,上腹胀痛明显减轻。以上方治疗5次,患者症状消失,临床治愈。

再有一位女性患者,59 岁,上腹部不适 3 年余,曾在多家三甲西医医院消化科就诊,诊断为"慢性胃炎",服吗丁啉等西药效果不佳,后经朋友介绍去北京同仁堂请老中医诊治,服中药 3 月余,病情未见好转,今来我针灸科求治。患者诉食欲不振、乏力,询问患者饮食习惯,是否喜食寒凉或喜食温热,患者诉无明显偏嗜,大便亦成形,每日或隔日大便一次。查体:面色萎黄,精神不佳,舌淡,脉沉弱。结合患者的整体临床资料分析,辨证应为虚证,但是脾胃虚热,还是虚寒,一时难以决断。于是张老师用了一个四孔艾灸盒,加上点燃的艾条,放置于患者的中脘穴,嘱患者自行操作,位置高低以患者上腹部舒适为度。于艾盒灸 10min 后询问患者,上腹部有无温热感,患者回答已有温热感。张老师再问有温热感舒服与否,患者回答热热的挺舒服,张老师才心中有数。患者的胃病属八纲辨证中的寒证,艾盒灸帮他辨清了寒热。20min 后艾盒灸结束,患者感叹:"原来怎么就不知道来做针灸治疗,这针灸治疗胃病的效果真不错"。由此,张老师认为,不仅西医有治疗性诊断,中医针灸同样也有治疗性诊断。后以脾胃虚寒症为该患者治疗 10 次,患者的食欲、精神状态明显好转,面色较前红润,临床治愈。

第二节　继承传统重视灸法

一、灸法的起源与发展

针灸,即针刺与灸法,是该疗法的两大支柱。由于种种原因,临床上出现了重针轻灸的倾向,其实灸法在针灸中占有极其重要的位置,是不可替代的。回顾一下灸法的发展历程,对从事针灸的同行也许会有所启发。灸法是指用艾绒制成艾条或艾柱,点燃后对人体穴位进行温热刺激以防治疾病的方法。

在春秋战国时代之前人们已经懂得用艾来治疗疾病。我国殷商以前的甲骨卜法,也已用艾作燃料。《诗经·采葛》中有"彼采艾兮"的诗句,西汉毛亨和毛苌为之作注,说:"艾所以疗疾",可知用艾已是当时普通的治疗方法。《孟子·离娄上》中说:"今之欲王者,犹七年之病,求三年之艾也",可见艾灸治病的普遍以及制作、贮藏的讲究。

唐代王焘在《外台秘要》中对灸法有着丰富的论述。此书记载了众多临床应用艾灸的经验。其中有关无名灸的描绘记载,涉及内、外、妇、儿、五官等各科病症。记载治疗内科病症有虚劳骨蒸、梦遗、腹胀、水肿、便秘、癃闭、溺血、口喎、吐、痢、蛊毒等 11 个病种,如卷十六曰:"集验灸丈夫梦泄法,灸足内踝上一寸,……二七壮,两脚皆灸"。外科病症有疮疡、痈疽、瘿、瘰疬、症瘕、疣、痔疮、脱肛、阴瘆等 9 个病种,如卷九曰:疮疡"灸疰法,以足踏地以线围足一匝,中折,从大椎向百会,灸线头三七壮,状如小豆许大"。妇科的病症有阴挺、堕胎、闭经等,卷三十三曰:"《千金》疗妊娠数堕胎方,妊娠三月,灸膝下一寸七壮"。儿科病症有重舌、囟陷、痫症等,如卷三十五曰:"《古今录验》疗小儿重舌欲死方:灸右足踝三壮,立愈"。五官科的病症有眼疾、耳疾、口唇疾等,如卷十六曰:"扁鹊疗劳邪气热眼赤方,灸当容百壮……"。传染病有疟疾、霍乱等,如卷五曰:"《千金翼》疗疟病医不能救者方,以绳量病人脚,围绕足跟及五指一匝讫,截断绳,取所量的绳置项上,著反向背上当绳头处,中脊骨上,灸三十壮,即定。候看复恶寒,急灸三十壮,则定。"急症有腰急痛、中邪恶、卒暴死、厥等病症,卷十七曰:"文仲葛氏疗卒腰痛,不得俯仰方,正立,以小竹柱地,度至脐,断竹,乃以度度后,当背脊,灸竹上头处,随年壮。灸毕藏竹,勿令人知之。"

元代医家罗天益从李杲学医 10 余年,尽得李氏之传,辑录诸家医论之精粹,并结合自己的临床经验,撰写《卫生宝鉴》一书,引人瞩目的是该书对灸法的论述确有独到之处。书中仅用灸法可治疗的疾病就有 50 余种。其中有关灸法的应用,如上病下灸、下病上灸、对侧灸、灸熨结合,以及针、灸、药相互结合应用的范例,包括先灸后药、先药后灸、针灸药并用等,对提高临床灸疗效果至今有重要的指导作用。特别是灸疮预后的理论,实属历代医书所鲜见。书中有关代灸膏的疗效可"代灸百壮"的记载,为今后灸法的改革提供了重要的理论依据。

日本《帝国文库》中有一段记载,说元保十五年九月十一日,永代桥的换架竣工仪式上,要推举几位长寿老人从桥上走过,最先走过的是三河水泉村平民百姓满平和其一家三代的六位长寿老人,其中满平242岁,满平妻224岁,满平子万吉196岁,万吉之妻193岁,满平孙万藏151岁,万藏之妻138岁。人们自然十分惊异,纷纷询问"汝家有何术? 能长生若是耶?"满平笑而答曰:"惟有祖传三里灸耳"。三里灸,是艾灸的一种,指"灸足三里"。据记载,这种方法是我国唐代著名文化使者鉴真大师东渡日本后,传给日本人的。

清代名医编撰了针灸名著《针灸逢源》,纵观全书,探源《灵枢·素问》而荟萃群言,考证经穴而补阙正讹,识病源以明治法,举汤液以翼针道,内容至为丰富。该书关于外科病的灸法记载详尽。直接灸如卷五曰:"一人于手臂上生一瘤,渐大如龙眼,其人用小艾于瘤上灸七壮,竟而渐消不长……";间接灸中记载有隔姜灸治疗脱肛、泄泻。隔蒜灸治疗疔、毒、虫、狗、蛇、蝎、蜈蚣咬伤;灸瘰疬用独头蒜切如钱币厚片,先从后发核上灸起至初发母核而止,多效而愈;隔附片灸治疗溃疡气血具虚不能收敛;隔阳燧锭灸治疗手骨坚肿、屈伸艰难、不红不肿等。除此之外还记载了一些特殊艾灸方法,如骑竹马灸法、三角灸法等。并记载了流注、瘿瘤等20种外科病的灸疗方法。以及外科病灸法禁忌的论述:如"若肺痿热已深,肺痈脓已成,吐出如米粥者,皆不宜灸,灸则反为害"。灸法不仅可以治疗外科病症,而且通过灸疗过程中的不同反应,对一些外科病的治疗效果做了相应的预测。如《针灸逢源》曰:"疮疡……隔蒜灸法……如痛者,灸至不痛;不痛者,灸至痛。痛者为良,肉不痛者为毒气,初灸知痛而后反不痛,毒气深重,……先不痛而后觉痛者,毒气轻泄。""治痈疽初起,不痛不作脓者,尤宜多灸,……如灸后仍不痛,或不作脓,不起发者不治,此气血虚也"。"凡疗用隔蒜灸法……以爆为度,如不爆者,难愈"。新中国成立后,艾灸治病在陕西省中医研究所(现陕西省中医医院)针灸研究室临床广泛应用,膝关节炎、肩周炎、腰疼等病用温针灸治疗;面瘫初期,腕关节炎,踝关节炎用温和灸治疗。

全国著名的针灸学家,原陕西省中医研究所(现陕西省中医医院)针灸研究室曹汉三主任在 20 世纪 50 年代就用自制艾灸盒治疗虚证、寒证(实寒虚寒)引起的诸多疾病,有一般灸疗方法不能比拟的良好治疗效果。它具有艾火强盛、灸热时间长、安全、操作简便的优点,属艾灸中的重灸。特别对脾胃寒证有卓效,其疗效快于、优于口服附子理中汤,一直沿用至今。其结构为:由 4 块 20cm×20cm 的木板固定构成的空心正方体,上端有一随时可揭起的盖子,其内侧下 2/3 处固定一钢丝网,每次用一支艾条,折断,或用艾绒点燃后,置于神阙、中脘穴使用。患者可根据需要自行升降高度,使艾灸腧穴处有舒适感为度。近年才出现了仿制的市售单孔、双孔、三孔、四孔艾灸盒用于临床保健及治疗,而且在患者中广泛应用,许多患者在针灸大夫的指导下,居家艾盒灸治疗胃寒证、老寒腿,取得了良好的效果,深受患者欢迎。

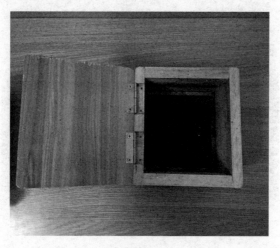

自制艾灸盒

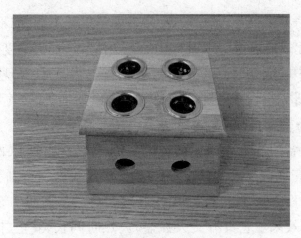

自制四孔艾灸盒

陕西省中医医院针灸科郝少杰老先生,善用艾炷灸,自己设计,由从事机械加工的患者按其要求制作出了艾柱成型器,大大提高了制作艾柱的效率,节省了人力,提升了艾柱质量。

张争昌主任医师、刘森亭主任医师二位专家为了发展艾灸,提升艾灸,于 20 世纪 80 年代与西安电子科技大学合作,成功地研制了智能控制艾灸器。该仪器试用效果良好,获陕西省中医药科技成果三等奖,并取得国家发明专利。

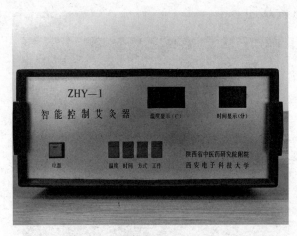

智能控制艾灸器

近几年,梅花香灸在西安推广应用。所谓梅花香灸,其药香长

25cm,直径2.5cm,因形似梅花而得名。主要成分由艾叶、藿香、桂枝、桑白皮、紫檀香等18味中药组成,是刘俊岑老先生在传统艾灸方法基础上,结合现代科学研发的一种外用新药,也叫刘氏圈疗法。既可以治病,又可寻诊。点燃后在体表熏疗8~10min,患者有痛痒感或肤色变化,医生依此而辨证施治。选穴以经穴、原穴为重点(内脏病以任督二脉调治为重点),四肢以病灶点为主,配合经穴,头面、四肢选穴与传统选穴基本一致。

该药香以经络为传导,体表穴为重点,采用经气与人神之气相结合的外治疗法,有治病、防病、保健的作用,对各种痛证有明显止痛作用,对胃肠病、中风、面瘫、妇科病(月经病)均有良好治疗效果。该疗法操作简单易行、安全经济、疗效快捷,当病灶部位肿痛消失后,应再坚持治疗5d,以维持远期疗效。

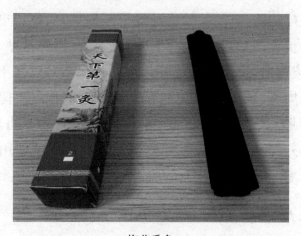

梅花香灸

热敏灸是灸疗发展的亮点,简单地讲,热敏灸是用艾条对准敏化穴悬空而灸的治疗方法,激发透热、扩热、传热,局部不热(或微热)远部热、表面不热(或微热)深部热,或产生非热的感觉。腧穴热敏状态在艾热刺激下,极易产生激发灸性传感(约95%的出现率),这种传感与古人"刺之要,气至而效"的论点相吻合。

热敏灸与传统灸的异同:两者均为悬空而灸的治疗方法。不同点主要在灸感、灸位、灸量。就灸感而言，传统灸只需要体表有热感。热敏灸要求灸点不热（或微热）深部热或直达脏腑或直达病灶，在灸位的选择上，传统灸是根据针灸理论选择相关的穴位，而热敏灸选择敏化状态的穴位"小刺激，大反应"；在灸量的选择上，传统灸一般要求艾灸 10～15min，或以局部热、潮红为度，热敏灸施灸时间则因人、因病、因穴而不同，以热敏灸感消失为时间标准。

2009 年张老师有幸在北京参加了国家中医药管理局举办的中医药适宜技术培训班，学习了热敏灸的理论和操作，并被授予陕西省中医药适宜技术省级师资。通过授课和临床应用，他认为由江西陈日新教授发现的热敏灸疗效较传统艾灸有大幅度的提高。

二、灸疗的研究与治疗范围

随着灸疗的研究进展，其治疗效果不断提高，作用更加明显，治疗范围逐步扩大，归纳起来灸疗有：补中益气、温经散寒、回阳固脱、升阳举陷、拔毒泄热、预防保健等作用。临床上对血寒不畅、血滞凝涩引起的肩周炎、老寒腿，虚寒性的胃炎、腹泻，阳气下陷的脱肛、阴挺、崩漏、滑胎、久泄久痢、眩晕、胃下垂、痈疽等均有明显的治疗效果。除此以外，灸疗在预防保健中也发挥着重要的作用。"防病于未然""治未病"，正如医界与民间传颂的"要得安，三里常不干"。

三、灸疗临床治验举隅

1. 艾条灸验案：眩晕

20 世纪 80 年代初，张老师认识了一位姓王的修表高手，他家住在西华门十字西北角。有一天张老师的手表出现故障，就去他家求助，进门后看到王师傅的老伴正坐在床边呕吐，就问王师傅："嫂子是不是病了？"王师傅说："她头晕快一周了，自觉天昏地转，感觉房子都在旋转，严重时眼睛都不敢睁，还恶心呕吐。"张老师说怎么没到医院看看检查一下。王师傅说"去西医某医院看了，大夫说是梅尼埃病,给吃药打针都不见效,你是中医,来得正好,有什么治疗的好办法?"张老师问:"你家孩子在吗?"他回答今天是周日孩子没上学。正说着孩子回来了,张老师对孩子说:"你去你家对面中药房给我买根艾条,越快越好,速去速回。"然后便对病人病史进行了询问,病人说她今年42岁,平时很少患病,除了上班,平时在家里什么活儿都能干。这次突然发病,头晕时自觉房子在转动,走路东倒西歪,吃东西想吐。张老师给她号了脉,看了舌象,见其舌淡红,舌体稍胖大,舌苔白,厚腻,脉滑。这时艾条已买回,张老师用打火机点燃艾条。让病人坐在椅子上,把点燃的艾条对准病人头部最高点,进行艾灸治疗。并说这个施灸穴位叫百会穴,在两耳尖垂直向上连线的1/2处,艾条点燃对准穴位,距离保持在 1~2cm,艾条作顺时针或逆时针画圈旋转或呈雀啄样旋灸。患者自觉头顶部有热感即可。做完示范操作后,让王师傅亲自操作,要求每次艾灸 5~10min,每日治疗 1~2 次。临走时嘱王师傅坚持按时治疗,掌握好艾灸温度与距离不要把病人烫伤。

3d 后张老师去王师傅家里探望,进门后王师傅就说:用艾灸头顶施灸后,病人头已不晕了,已能自己站起来行走了,但有时还恶心。张老师说根据脉象特征,病人是"痰湿内阻",古人谓"无痰不作眩"。随后就给患者开了中药方,以"温胆汤"加减(陈皮 9g,茯苓 9g,清半夏 9g,生甘草 9g,竹茹 9g,枳壳 9g,天麻 9g,白术 9g,薏苡仁 20g),要求继续艾灸,并口服中药。

一周后王师傅专程来到医院告知,病人眩晕好了,并说:"艾灸既简单又方便,疗效又如此的神奇。"

张老师说:"艾灸之所以能流传数千年长久不衰,其疗效就是生命。"

2. 隔姜灸验案:面瘫

在明德门附近,有一对夫妻做服装生意,男的姓权,女的叫张西安,因为为人和气,张老师也喜欢去他们那里买衣服,久之成了朋友、熟人。2014年冬季的一天,张老师从附近经过,问权老板最近咋没见张西安,他说她"嘴歪咧",在部队某医院看病,大夫说是脑中风,要住院治疗,住院后做了CT检查,脑子没有问题,可是嘴歪治疗半个多月还不见效,大夫通知让出院。张老师说:"病没治好咋能让病人出院呢?"回答医生说出院后可以用其他方法治疗。张老师考虑片刻说:"你把病人带到我们省中医院我给你介绍一位好大夫,用针灸治疗。"权老板说住院期间也扎针了,不见效。张老师说要不然等病人出院后我给她看一看。同时告知:"你事先给我准备一块生姜,买几根艾条和卫生香"。第二天晚上张老师来到病人家中,对病人做了检查:患者张西安,女,50多岁,右额纹消失,眼裂增大,右眼闭合不全,鼻唇沟变浅,右嘴角及上唇下垂,张口时下颌及下唇向左歪斜,伴有夹食、漏水、漏气(右)。追问病史,患者于半个月前,因做生意,凌晨4~5点冒着严寒去明德门公园附近占摊位,感受风寒引起感冒,后出现口眼歪斜。张老师说"你这是气虚外感风寒引起的面神经炎,是周围性面神经麻痹,简称'面瘫'。"张老师让权老板拿来生姜,用刀切了几片,姜切成圆形,直径1.2~1.3cm,厚度2~3mm,然后用缝衣服针在生姜面上均匀地刺上通气孔。并把艾条拆开,用手把艾绒捏成上尖下圆成宝塔状。底座直径1cm,艾高0.8cm,把艾柱放在生姜片上。置于患侧穴位,用卫生香把艾尖点燃,随着艾的燃烧,患者自觉面部温度渐渐上升。至热度达到了不可耐受时,可重新更换一根艾柱,每穴连灸5壮。张老师还用笔对要施灸穴位做了标记(地仓、牵正、迎香、颧髎、阳白等均为右侧面颊穴位)。做了操作示范后,让患者家属权老板亲自操作,要求他每天晚上治疗1次。1周后张老师去患者家中询问治疗情况。发现患者病情大有好转,病人及家属异常高兴。张老师要求继续按上法坚持治疗,2周后患者面瘫基本痊愈。权老板高兴地说:"没想到这方法这么灵验,并说,如果我年纪大了,不做生意,就回长安老家,用这方法专治面瘫。"张老师说:"可以啊,但是穴位要取准!"临走时还给患者开了个中药方:黄芪20g,当归9g,防风9g,全蝎9g,白附子9g,川芎9g,生甘草9g,僵蚕9g,茯苓9g,口服,作善后治疗以巩固疗效。

3. 艾盒灸验案:尿潴留

吴某,女,32岁。患者于2001年6月10日以足月待产住西安市某医院产科,胎儿娩出后出现胎盘滞留,行剖腹手术,术中出血约3500mL。术后第2天出现小便点滴不通,给予肌注麻黄素、新斯的明,小便仍不通,遂留置导尿。后于该院针灸科针刺治疗1周后,未效。经产科大夫介绍,于6月29日来省中医研究所(现陕西省中医医院)针灸科门诊找张老师治疗。主诉:术后小便不通19d。查体:患者面色㿠白,倦怠无力,畏寒惧风,舌质淡,苔薄白,脉细弱。证属:肾气不足,命门火衰。治宜温补肾阳,通利小便。取穴:神阙隔葱盐艾盒灸30min,每日1次。针水分、阴交、关元、太溪(双),针用补法,留针30min,每10min行针一次,隔日治疗1次。依上法治疗4次后,患者用力大便时少量小便可从导尿管外排出,治疗6次后有明显的尿意,小便时尿液大部分从导尿管外排出,打开导尿管后残留尿只有50mL左右。治疗7次,患者述小便后,打开导尿管几乎无残留尿液排出。7月16日患者回原接生医院拔掉导尿管,后小便10余次,通畅无不适感。巩固治疗2次,小便如常,随访1月,患者病情稳定,临床治愈。

4. 温针灸验案:头痛

李某,女,30岁,教师,1998年7月15日经朋友介绍来省中医研究所(现陕西省中医医院)针灸科找张老师治疗。主诉:经期头痛,背冷、恶风,经行后期量少。查体:面色不华,舌质淡、苔薄白,脉细弱无力。中医诊断:头痛。证属:气血亏虚,风邪外袭。治则补益气血,祛风散寒。取穴:风池(双)温针灸。肺俞(双)温针灸,肾俞(双)温针灸,配穴:针刺百会、印堂,针用补法,留针30min,起针后在双肺俞拔罐,留罐5~10min,隔日治疗1次,10次为1疗程,治疗5次后头痛、恶风减轻,治疗10次后,诸证消失。巩固治疗5次,随访半年未见复发。

5.热敏灸验案:颈痹

赵某,女,38岁,某单位工程师,2011年9月13日因"颈部僵硬发凉,肩胛酸困1月余"来我院找张老师治疗。患者因长期伏案工作,加之办公场所空调长时间开放,致肩部酸困不适,经服"舒筋通络颗粒",外用伤湿膏及按摩等均不见效。颈部X线显示:颈部生理曲度变直。舌淡,苔薄白,脉沉弱。血压为100/70mmHg,颈部有压痛。西医诊断:颈椎病;中医诊断:项痹(气血虚弱,经脉痹阻)。治则:气血双补,温经通络。选穴:百会、风池(双)、颈夹脊6~7(双)、肩髃(双)、秉风(双)、至阳,因患者惧怕针刺,故选用热敏灸治疗。首先对百会、至阳循经往返灸10~15min,以温热气血,加强敏化。再以温和灸发动传感,开通经络。然后点燃2支艾条,进行双点温和灸颈夹脊,此为三角温和灸,患者自觉热感透向项背部,并向四周扩散或自觉项背部有紧、压、酸、胀、痛感,此为敏化灸的敏化反应。灸至热敏灸感反应消失。双点温和灸肩髃、秉风,自觉热感向双上肢扩散或自觉肩部有紧、压、酸、胀、痛感,灸至热敏灸感消失。首次治疗后患者即感肩部僵硬,发凉感减轻,双肩酸困好转,坚持治疗5次,颈肩不适感消失,告愈。

四、灸法的研究和使用体会

古人云:"一针,二灸,三用药"这是就中医整体而言,针灸是针刺与艾灸的结合。针与灸是该疗法的两大支柱,相辅相成,缺一不可,其中艾灸占据着无可替代的重要位置。

现在相当一部分基层医院的针灸医生由于种种原因重针轻灸,甚者只针不灸。张老师说,他曾去过一基层医院针灸科,科室门上挂的是针灸科,进入科室却闻不见艾味,即问针灸大夫:"灸法你常用吗?"针灸医生说:"用艾灸烟大,影响室内空气,如果艾灸烫伤病人,麻烦。"张老师开玩笑地说:"那还不如把你的牌子换成针刺科"。

虽是玩笑,但同时也说明灸法在临床上的应用还存在一定的局限性。

据临床观察,对于有些病症而言,只用针刺效果没有针刺、艾灸并用效果好。实验研究证明,艾叶的主要成分是精油(含正二十九烷,正三十一烷等)。灸疗可使局部皮肤升温,扩张微血管,促进新陈代谢,加强自动充血和细胞吞噬作用,通过降低末梢神经兴奋性,可减轻神经、肌肉和关节疼痛,对某些不抗热的细菌有杀死作用。灸疗也可以通过排汗,促进代谢,改善营养,刺激细胞的生长和再生。有人用艾烟对培养皿中的细菌和烧伤创面细菌进行抑菌作用研究观察,发现艾烟对化脓性细菌(如绿脓杆菌、大肠杆菌、金黄色葡萄球菌、产碱杆菌)有明显的抑制作用,能使烧伤创面菌落数减少。亦有人对艾灸抑菌与时间长短关系进行实验观察,结果显示,艾烟熏 20min 后可抑制金黄色葡萄球菌和乙型链球菌,熏 30min 后即可抑制大肠杆菌,熏 50min 后即可抑制绿脓杆菌。还有资料显示,艾烟对变形杆菌、白喉杆菌、伤寒及副伤寒杆菌也有抗菌作用。临床上发现,在用艾烟熏过的病房中,有患者的感冒自愈。艾烟的杀菌消毒作用,为临床治疗带状疱疹、化脓性炎症、外伤感染提供了理论依据。还有实验表明,艾叶挥发油对常见的甲型及乙型链球菌、奈瑟氏菌、福氏痢疾杆菌、流感杆菌、变形杆菌等有抑制作用。有人用艾烟对各种致病性真菌的抗菌作用进行实验观察,结果表明,艾烟熏对各种致病性皮肤真菌均有不同程度的抑菌作用。同时,单独使用艾叶烟熏,对腺病毒、鼻病毒、流感病毒和副流感病毒均有抑制作用。大量的药理实验还表明,艾叶挥发油的口服或喷雾给药有平喘、镇咳作用,其治疗哮喘的作用较为明显。但艾叶在燃烧时艾叶挥发油会随烟一起挥发,进入呼吸道,这种挥发油是否有平喘、镇咳作用,还有待进一步研究。艾叶烟熏是一种简便易行的防疫法,预防瘟疫已有几千年的历史,医院用于室内空气消毒,可减少医源性细菌的传播,控制院内交叉感染。大多数化学灭菌剂杀菌力较强,但都有一定的副作用。在新生儿病室,使用化学消毒剂受到一定的限制。医院儿科病室用艾叶烟熏对室内空气消毒已多年,效果理想。尽管在烟熏的病房中有人感冒自愈,但治疗原理同样有待考查研究。

在艾灸治疗过程中,除了产生热能,主要是燃烧过程中,艾叶挥发油伴随艾烟一起挥发,其精髓是挥发油在发挥治疗作用。如何把艾烟与挥发油分开(前者是载体,后者是治疗体)是当前研究的课题,也是难题。张老师认为突破口在于无烟灸的研究,把艾叶挥发油的清香留下来,让热能与挥发油共同发挥治疗作用。

在现状下,张老师提出,要为针灸治疗研究设计一套独特的消除烟尘设备,让医生在无烟尘无污染的环境下施治,把艾叶产生的清香给病人透入腧穴,千年历史的灸疗,才能发展并保留下来。

第三节　发挥特色巧用刺血

一、刺血的起源与发展

刺血术古称"启脉""刺络",今又称"刺血疗法""放血疗法",它是中医学中古老而独特的一种针刺治疗方法,是指以三棱针、缝衣针、梅花针、粗毫针、小眉刀等针具刺破浅表静脉或患者相关穴位,放出适量的血液来治疗疾病的方法。刺血疗法的起源可追溯到新石器时代,那时古人就会用砭石刺血治病。宋代的《路史》中记载太暤伏羲氏"尝草治砭,以制民疾",这充分说明伏羲氏首先寻找药物,制造针砭为民治病的事实。

战国时期成书的《黄帝内经》,对秦汉以前的刺血疗法进行了全面的总结,全书用较大篇幅对刺血疗法的作用、部位、工具、操作、出血量、注意事项、适应证等做了详细的记载,奠定了刺血疗法牢固的理论基础。南北朝《小品方》中载"若有聚血在折上,以刀破之",即刺伤放血的治疗方法。

唐代刺血疗法的应用更为广泛,理论更臻完善,出现了用刺血疗法治疗疾病的专案记载。如御医秦鸣鹤针刺百会及脑空出血,治愈了唐高宗的头眩目不能视。宋代王怀隐的《太平圣惠方》中载,在治疗舌头肿胀时"用手指或铍刀把舌下两边的皮肤弄破使之出血,又刺舌下两边的络脉,出血数升,并烧针筷烙数遍止血"。这时不但可刺络出血,而且还可烧灼止血,至今仍广泛应用于手术止血。

金元时期,随着医学争鸣之风的兴起,刺血疗法也得到了提高和发展。身为金元四大家之一的张从正,虽不专攻针灸,但对刺血疗法的运用颇有心得。据《儒门事亲》记载:"病目百日余,羞明隐涩,肿痛不已……"姜仲安云:"宜上星至百会,速以排针刺四五十刺,攒竹穴,丝竹空穴上兼眉际上一十刺,反鼻两孔内,以草茎弹指出血。三处出血如泉,约二升许,来日愈大半,三日平复如故",这是刺血治疗眼疾最早的记载,他在《儒门事亲》中记述的针刺医案凡30余例几乎都是刺血疗法的验例。脾胃学派的代表李东垣对刺血疗法也很精通,其门人罗天益在其代表著作《卫生宝鉴》中,也收集了不少刺血疗法的经验。

明清医家杨继洲、叶天士、赵学敏等皆擅刺血。杨继洲在《针灸大成》一书中详细记述了针刺放血的穴位及针刺放血治疗重症、急症的经验。清代医家郭志邃所著的《痧胀玉衡》堪称刺血治疗急症的专著,对后世影响极深。

1949年后,刺血疗法获得蓬勃发展,医务工作者对刺血疗法进行了广泛深入的研究,使刺血治疗的方法、范围不断扩大,疗效显著提高。采用刺血疗法治疗的疾病达百余种,并开展了刺血治病的机理及实验研究,研究认为刺血疗法有:泄热解毒、消肿散结、疏通经络、消瘀去滞、祛瘀止痛、活血祛风、消斑止痒、调和气血、平衡阴阳等作用。临床治疗范围广泛,对热症疮疖、臃肿、目赤肿痛、丹毒、坐骨神经痛、神经性头痛、三叉神经痛,扭挫等疼痛性疾病、肩周炎、中风、肢体麻木、舌体麻木、痤疮、牛皮癣、荨麻疹、神经性皮炎、黄褐斑、色素沉着、咽肿、面瘫等均有较好的疗效。

二、刺血疗法古今验案精选

1.古代医案

古代一位皇后突发咽喉肿痛,水米难下,吃了就吐,闻到中药就恶心,惧怕针灸。御医无奈,于是皇上张榜天下,众医退却。一位擅长刺血的针灸大夫,揭榜应诊,对皇后讲:"我治你的病,一不用服汤药,二不用扎针。"皇后听后大喜,天下还是有高明医生的,就让他给自己医治。于是这位大夫拿出一支特别精致的狼毛毛笔,对皇后讲:"张开你的嘴,不要怕,我用毛笔轻轻在你嘴里一滑,你的病就减轻了。"于是大夫用毛笔轻轻在皇后咽部滑过,问皇后痛不痛,皇后回答不痛。大夫让皇后使劲往外吐,皇后吐出许多脓血,顿时咽痛大减,皇后喜出望外,连连称赞。原来是这位高明的针灸大夫巧用刺血疗法治好了皇后的咽喉肿痛。考虑到皇后惧怕针灸,这位针灸大夫将刺血工具三棱针藏在了毛笔的狼毛里。

2.现代急诊医案

2015 年 4 月 15 日在西安至北京的高铁上有一名 13 个月大的幼儿突然高烧昏迷,全身抽搐,心脏跳动微弱。列车长立即向全体旅客求援。河南省某县中医医院的院长闻讯赶来,在简单查看患儿后,向其他旅客借了一枚缝衣针,迅速于幼儿手指指尖进行放血治疗。片刻,幼儿发出哭喊,心脏搏动增强,意识逐渐恢复。前方到站后,孩子被 120 送往当地医院,接受进一步治疗。因为抢救及时,中医刺血疗法挽救了一个幼小的生命。

三、刺血疗法临床治验举隅

医案 1:下肢静脉曲张

靳某,男,58 岁,厨师,因"右下肢沉重、肿胀、无力 2 年"之主诉就诊。曾就诊于西安某三甲医院外科,由于惧怕手术,经朋友介绍来省中医医院针灸科找张老师治疗。追问病史：5 年前发现双下肢酸胀、发痒、麻木、易疲劳，卧床休息后可改善。近两年出现双下肢静脉血管曲张，局部明显突出于皮肤表面，形如蚯蚓，渐加重。查体：患者体型肥胖，双下肢皮色较暗，多条静脉血管如蚯蚓状曲张，血压 140/90mmHg。诊断：下肢静脉曲张。治法：活血化瘀，利水通络。取穴：委中（双）、阿是穴。治疗：首先用叩诊锤从上向下叩击每条曲张之静脉 3 遍，轻重以患者能忍受为度，后让患者俯卧位，双委中常规消毒后，用梅花针重扣，加大号火罐，留罐 10min，出血约50mL。后让患者站立在凳子上，在静脉曲张最显著高起处常规消毒，术者用火针速刺，瘀血处血液呈喷射状向外溢出，2～3min 出血由大变小，出血量 100～200mL，术处常规消毒。其他曲张静脉依上法处理治疗。患者接受上法治疗后即感下肢酸胀、困重、麻木症状减轻，曲张之静脉回缩，硬度降低。1 周后回访，患者诉走路较前轻快，症状缓解，已能正常上班。

　　张老师认为本法治疗下肢静脉曲张操作简便、安全、痛苦小，对减轻患者症状有立竿见影之效，很有推广价值。

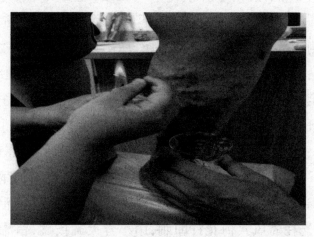

火针刺血

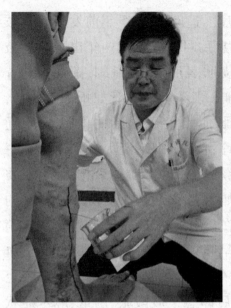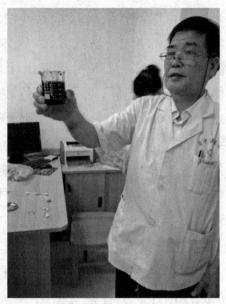

出血量约 100mL/穴

医案 2：面瘫

郭某,男,52岁,职业司机,因口眼歪斜在某医院静点"病毒唑",口服维生素 B_1,甲钴胺等治疗 6～7d,无效,经友人介绍来我院针灸科找张老师治疗。追问病史,7d 前下班回家洗澡后,睡在空调房,醒来即感右侧面部不适,右侧耳后疼痛,后出现口眼歪斜(嘴角歪向左侧)。查体:患者体胖,面红,BP 为 140/90mmHg,右侧额纹变浅,右眼闭合不全,同侧鼻唇沟变浅,口角下垂,人中沟向左歪斜。舌暗红,苔黄腻,脉滑数。西医诊断:面神经麻痹;中医诊断:面瘫(热毒型)。治则:清热解毒,活血化瘀。取穴:局部取穴:阳白、太阳、四白、翳风、下关、地仓(均取右侧)、合谷(左);远端取穴丰隆(双)、内庭(双);背部选穴肺俞(双)、肝俞(双)、胃俞(双)等。治疗前患者耳后疼痛,先在翳风穴梅花针叩刺,用小号火罐拔罐,留罐 10min,起罐后即感耳后疼痛减轻,后给予针刺(用泻法),拟阳白与太阳,下关与地仓各为一组,用电针常规连接(连续波),通电 15min,起针后于肺俞(双)、肝俞(双)、胃俞(双)梅花针重叩出血,加大号火罐各

1枚,留罐10min,治疗结束后患者自觉全身轻松。按上述方案每日治疗1次(其中背部腧穴梅花针点刺拔罐隔日1次),10次为1个疗程,经数天治疗后,患者病情明显好转,趋向痊愈。

医案3:带状疱疹

刘某,女,67岁,退休职工,2001年7月12日来我院求诊。患者右侧胸背部灼烧疼痛2d,未予重视。晨起发现原疼痛部位散在红色疱疹,疱疹位置分散大小不等,并逐渐增多。查体:舌质红,苔黄略腻,脉滑数。中医诊断:蛇串疮;辨证:湿热蕴结。治则:清热利湿,解毒化瘀。操作:有疱疹的部位常规消毒,用梅花针轻轻叩刺疱疹部位,使局部发红,以其微微出血为度。于疱疹的上、下、左、右边缘,梅花针重叩,加以火罐,留罐5~10min,使其局部出血。起罐后,常规消毒,嘱患者保持局部卫生。治疗后患者即觉疱疹部灼痛感减轻。继续治疗2次,疱疹表面结痂,部分结痂已脱落,巩固治疗2次告愈。

医案4:突发性耳聋

李某,男,46岁,教师,2014年10月18日来诊。主诉:左耳鸣伴听力下降1周。现病史:患者为西安某高校教师,近日科研任务重,时间紧,压力大。1周来突感左耳耳鸣伴听力下降,前去西安某三甲医院耳鼻喉科就诊。诊断为突发性耳聋,给予改善微循环及维生素治疗,效果不佳。患者经朋友介绍来我院针灸科找张老师治疗。查体:患者两颧发红,舌质红,苔微黄,脉略数。BP为135/85mmHg。中医诊断:耳聋;辨证:肝火上炎,上壅清窍。治则:清泄肝火,醒脑开窍。操作:翳风(左)、听会(左)、风池(左)、液门(左)、侠溪(双),用泻法,速刺不留针;于翳风(左)、大椎、肝俞(双),梅花针叩刺,拔罐,留罐10min,起罐后清除血迹,常规消毒。治疗结束患者即觉左耳堵塞感大减,头脑较前轻松,依上法针刺治疗3次,患者耳鸣消失,听力恢复。

四、刺血疗法的使用体会

刺血作为配合针灸治疗疾病的一种方法,已经被广泛地应用于临床各类疾病中,足以可见刺血疗法的重要性。张老师在临床中刺络出血的原则是:"刺络出血,心慈手硬,出血量宁多勿少"。刺络出血时的出血量很关键,可以直接影响到疗效。据临床观察,凡体质好,阳证、热证、实证出血量多一些,疗效就好。在古代姜仲安为张从正治疗头痛就有"刺血如泉,约两升"的记载,可见古时候医者对刺血的出血量就有了明确的要求。一位进修大夫对张老师说:"在您这学习,我感觉刺血疗法效果非常好,但回到我们医院工作,使用刺血疗法的效果就不理想"。当时正好有一位需要刺血治疗的患者,就让这位进修大夫操作。他操作完,张老师告诉他这样治疗效果肯定不理想,学生问其原因,张老师回答他,这样放血,出血量不到1mL,要想效果好,出血量要提高10倍以上才行。进修大夫说怕出血量多,病人出现头晕不适。张老师告诉他,自己临床使用刺血疗法30年未见过一例患者因出血量过多而出现不适。主要是要辨清虚实、寒热。这时他才明白,出血量的多少,是刺血疗法取效的关键。张老师在临床中应用刺血疗法治疗有关疾病,多以病灶部位结合经络辨证配以远端取穴刺血治疗,取得了较满意的疗效。病灶部位刺血有疏通局部经气,调整全身气血的功能。根据经络辨证在远端特定穴刺血,可以疏通经络,调整脏腑功能。两法结合,具有良好的效果。对初次接受刺血治疗的患者,要消除顾虑,以取得患者配合。在刺血疗法中,出血量的多少,直接关系到治疗效果的好坏。其应用的原则是体质好,气血旺盛,新病、阳证、实证、热证者,出血量相对宜大;年老体弱、幼儿、久病、虚证、寒证者,出血量宜少。另外,张老师强调,刺血治疗中,必须树立严密的无菌观念,防止交叉感染,对于凝血不好、不明原因肿块、传染病患者应慎用或禁用刺血疗法。

第四节　酌情选用经外奇穴

一、经外奇穴的起源与发展

经外奇穴是指在十四经穴之外具有固定名称、位置和主治作用的腧穴,简称奇穴。"奇"是相对于"常"而言的,即以十四经经穴为常。它既有定名,又有定位,临床用之有效。这类腧穴主治范围比较单纯,对某些病症有特殊疗效,因而未纳入十四经系统。

张老师认为,经外奇穴源于《黄帝内经》。《灵枢·刺节真邪》有"尽刺诸阳之奇腧",首开奇穴之说,并记载了一些奇穴,如"诸疟如脉不见者,刺十指间出血,血去必已"。后世医家综《黄帝内经》之说,发挥其内容,明确提出了奇穴之概念。如《千金方》载奇穴 187个,《奇效良方》专列奇穴 26 个,首次将奇穴单独立节专论;《针灸大成》则专列"经外奇穴"一门,载 34 穴,成为后世腧穴分类专分奇穴的第一部专书。《类经图翼》亦专列"奇俞类集"篇,载 84 穴;《针灸集成》载 144 穴;杨甲三主编《腧穴学》收载奇穴 67 个。可见,奇穴由《黄帝内经》中无名有位,到后代定名、定位,经历了一个由少到多,再由多到少的过程。由于古代医者对腧穴认识处在初级阶段,才会有《黄帝内经》奇腧之说。经历代医家不断发现,归类、归经,有一些奇穴在发展过程中被归入经穴。

经张老师统计,现在得到公认的奇穴有 48 个,分别是:四神聪、当阳、印堂、鱼腰、太阳、耳尖、球后、上迎香、内迎香、聚泉、海泉、金津、玉液、翳明、颈百劳、子宫、定喘、夹脊、胃脘下俞、痞根、腰宜、下极俞、腰眼、十七椎、腰奇、肘尖、二白、中泉、中魁、大骨空、小骨空、腰痛点、外劳宫、八邪、四缝、十宣、髋骨、鹤顶、百虫窝、内膝眼、膝眼、胆囊、阑尾、内踝尖、外踝尖、八风、独阴、气喘。

二、经外奇穴临床治验举隅

经外奇穴不仅对慢性病症效果较好,对一些急性病症更是有立竿见影的疗效,现列举如下:

医案1:

崔某,男,53岁,1d前入睡时颈肩无不适,次日晨起自觉颈部疼痛明显,活动受限。经朋友介绍来诊。查体:头颈向左右旋转不足30°,上下活动不能。诊断:落枕(急性期)系(颈部经脉瘀阻)。治则:活血舒经通络。取穴:落枕穴,进针行针不足1min,患者顿感颈部轻快,留针30min,留针期间让患者活动脖子,顺势量力而行,起针后即感颈肩部轻松,疼痛消失,头颈活动自如。一针一穴一次治愈,患者十分满意。

医案2:

程某,男,56岁,20d前起床时突感头颈活动受限,曾于某三甲医院就诊,收入该院骨科住院治疗观察近20d,入院查颈椎片示轻度骨质增生。住院期间经理疗、口服止痛药等治疗后,颈部活动受限,疼痛程度均未减轻。出院后经人介绍来我院针灸科找张老师治疗。查体:头颈向左右旋转不足60°,上下活动不能达到生理程度。诊断:落枕迁延期(颈部经脉痹阻)。治疗:取落枕穴,针刺后留针30min,每10min行针1次,留针期间让患者活动脖子,顺势量力而行,起针后患者颈部不适感略有好转。二诊,针刺上述穴位后,配选风池(双)、天柱(双)、后溪(双),于风池(双)、天柱双加用电针(取疏密波),通电5~10min。取针后,局部点刺拔罐,留罐10min。按上述方案连续治疗5次而愈。如下图:

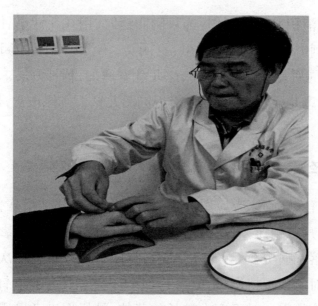

张老师诊治病人

医案3：

赵某,男,33岁,1985年3月11日就诊。患者上午在家搬动沙发时用力过猛,当即出现腰腿剧烈疼痛,不能行走,被家属用担架抬到我院针灸科就诊,要求住院治疗。查体:患者痛苦病容,不能抬腿,初步诊断"急性腰扭伤",予双手背腰痛点进针,行针1min左右,患者即感腰腿痛缓解,留针10min后行针,嘱患者轻轻活动腰腿,疼痛已明显减轻,留针30min后起针,患者可自如行走,腰腿仅感轻微不适,于是提着担架,高兴地离开医院。原以为需要住院的患者及家属惊叹:"这针灸治病,疗效真的很神奇啊!"当年,张老师还是一个从医不到10年的年轻医生,深感针刺经外奇穴的神奇,从此对经外奇穴的研究、使用产生了浓厚的兴趣。

医案4：

李某,男,12岁,学生。患者近2年来食欲不振、挑食、消瘦、便秘,3~4d大便一次。听邻居讲,针灸能治该病,后经人介绍来我院针灸科就诊。查体:患儿形体消瘦,面色萎黄,体重仅29.5kg。舌淡,苔白,脉沉弱。诊断:小儿厌食症(脾胃虚弱,运化无力)。治宜健脾益胃,消积通便。操作:选双侧四缝穴,用0.5寸毫针浅刺留针20min,速刺中脘、天枢、足三里、三阴交,不留针。于神阙穴艾盒灸15min。1周后复诊,其母代述,患儿食量增加,精神好转。以上方案治疗4次,患儿面色红润,食量接近同龄儿童。排便正常,体重增加,病告痊愈。

三、经外奇穴临床应用与思考

经外奇穴在临床中应用广泛,具有取穴少,部分疾病仅用一穴,操作简便,疗效神速,对急性落枕,急性腰扭伤有立竿见影的治疗效果。对于落枕病史在1~3d的患者,临床有一针一穴一次治愈的治疗效果。对急性腰扭伤,病史在1~3d的患者,同样有两针一穴一次治愈的治疗效果。对于病史较长的落枕、腰扭伤患者采用经外奇穴治疗仍有较好的疗效。20世纪90年代西安市政府某干部患落枕1d,来我院针灸科就诊。张老师嘱患者伸出手,半握拳,取经外奇穴落枕穴进针,进针后边行针边让患者活动颈部,行针不到半分钟,患者即感颈痛减轻,留针40min,每10min行针1次。40min后起针,颈部活动自如。治疗后,患者十分感激,没料颈部疼痛,仅在手上扎针便可治愈,深感针灸疗效之神奇。

从临床上看,经外奇穴治疗疾病效果快,医生喜欢使用,于是一些临床医生和科技工作者开始关注并对奇穴进行研究。经过数十年的研究,不断有新的经外奇穴被发现、命名。国内有位著名专家,从国内的相关资料中收集寻找发现的奇穴上千个,出版了《经外奇穴图谱》。当时看到此书,深感经外奇穴发展之快。但冷静下来一想,这十四经才360多个腧穴,而经外奇穴竟达上千个。两者比例不严重失调吗?看来国内许多学者也意识到这一点。有趣的是当年编写《经外奇穴图谱》的老专家也认为如此发展的奇穴实际意义不大。有关部门应加强腧穴(包括奇穴)研究的科学管理。特别是新发现的穴位,必须经过严格审查,才能推广使用。

第五节　研究耳穴妙在配穴

一、耳穴的起源与发展

耳穴是指分布在耳郭上的腧穴,也是人体各部分的生理病理变化在耳郭上的反应点。临床上除了采用针刺耳穴、耳穴压籽、耳穴刺血、耳穴按摩治疗外,还可以从耳穴的望诊、按压、电测定等观察异常变化以协助诊断疾病。由于耳穴治疗适应证广,疗效肯定,应用方便,深受医患欢迎。

耳穴治病早在《灵枢·五邪》中就有记载:"邪在肝,则两胁中痛……取耳间青脉,以去其掣"。《灵枢·厥病》中记载:"耳聋无闻,取耳中。"唐代《备急千金要方》有取耳中穴治疗马黄、黄疸、寒暑疫毒等病症的记载。《针灸大成》载用艾灸耳尖穴治疗"眼生翳膜"。历代医学文献也有用针、灸、熨、按摩、耳道塞药、吹药等方法刺激耳郭以防治疾病,以望、触耳郭诊断疾病的记载,并一直为很多医家所应用。1957 年法国医学博士 P. Nogier 对耳穴进行了比较深入的研究,发表了形如胚胎倒置影的较为完整的耳穴图,并记载耳穴 40 多个,为耳穴的定位做出了巨大贡献,促进了耳穴的研究、普及与发展。1982 年中国针灸学会受世界卫生组织西太平洋区的委托,参考各国文献资料及我国各种耳穴图谱,制订了"耳穴国际化标准方案"草案。

我国利用耳穴治疗疾病的历史相当悠久。随着耳穴的研究和进展,耳穴治疗疾病的适应证不断扩大,已从几十种发展到一百余种。1982 年成立了国家耳穴研究组,1987 年成立了全国耳穴研究会。为了便于国际交流和研究,1992 年,经国家中医药管理局提出,由国家技术监督局发布了中华人民共和国国家《耳穴名称与部位》

的国家标准化方案,陕西在耳穴研究方面也起步较早。陕西省中医医院针灸科在20世纪80年代初开展了耳穴压籽减肥的临床研究,减肥效果肯定,在患者中影响较大,取得了良好的社会效应。后又成立了耳穴压籽治疗青少年近视眼研究组,以刘森亭主任医师、张争昌主任医师为主导的研究组成员,利用小学生课余时间深入到西安市西一路小学、西安市第三十中学等学校进行青少年近视眼的普查及治疗工作,耳穴压籽治疗青少年近视眼效果明显。同时进行了先天性色觉障碍,即红绿色盲、红绿色弱的普查,进行耳穴压籽治疗,证明耳穴压籽治疗先天性红绿色盲、红绿色弱有肯定的疗效,且效果较理想。耳穴压籽防治眼科部分疾病,特别是青少年眼疾,见效快,疗效好,简便易行,得到了学校、学生及学生家长的好评和欢迎。刘森亭主任医师、张争昌主任医师对其治疗效果进行了临床观察,分别撰写了《耳穴压籽治疗青少年近视眼》《耳穴治疗少儿肠痉挛》《耳穴压籽治疗先天性色觉障碍》等论文,并在针灸专业期刊发表。同一时期,刘森亭和张争昌主任医师收集全国耳穴研究资料,结合临床使用耳穴治疗疾病的经验,总结编撰了《耳穴贴压疗法》一书,于1991年由陕西科学技术出版社出版,内容涉及内科、妇科、儿科、外科、五官科等50余种病症的治疗,疗效显著,深受医生和患者的欢迎。同时根据耳穴治疗特点,以辨证选穴、辨病选穴、经验选穴、辨证加辨病选穴的四大原则为基础,结合长期的临床经验体会,研制了"耳穴辨证辨病取穴盘",使针灸医生、西医医生、中西医结合医生均可根据辨证、辨病、辨证与辨病相结合,从中获得耳穴处方。该项目通过了陕西省中医药管理局组织的专家鉴定,并获得国家实用新型专利,为耳穴防治疾病推广应用提供了重要参考。

西安建筑科技大学的吴锡强教授根据高校教师工作压力大、脑力劳动强度高、神经衰弱、致失眠发病率高的特点,潜心研究失眠的治疗,出版了《失眠针灸心悟》一书,其核心是针对失眠的不同证型、不同体质,选用不同的耳穴刺激方法来治疗失眠,取得了明显的治疗效果。

北京市的程红锋用麝香、冰片、夜明砂、蚕桑、石菖蒲,对王不留行进行炮制,作为耳压治疗的压籽治疗近视眼,疗效满意。上海市的王槐昌老先生用香桂活血膏、消炎止痛膏,贴耳穴治疗感冒、支气管炎等均有一定疗效。1989年西安熊氏首创用导电硅胶创耳模填充耳甲艇及耳甲腔,通直流电,使电流自动流向低电阻点达到治疗作用,可自动选穴,操作器装在衣袋中,被称为"口袋里的医院",亦称"魔针"。

耳穴在诊断上,除了用压痛法和良导法外,耳穴视诊也有较快发展。袁氏望诊心梗患者62例,见心区充血、脱屑、压痕等变化者达41.9%。季氏对250例胃及十二指肠疾病患者耳郭望诊与内窥镜检查结果对比观察,结果表明慢性胃炎胃区呈点片状丘疹,慢性胃炎急性发作期胃区呈边缘充血红晕,有光泽。十二指肠球部溃疡十二指肠区成点片状凹陷,有色素沉着。有人观察肝炎患者,肝脾区出现点、片状红晕,充血或血管怒张。有人用染色体法检测妇女早孕,结果耳穴内生殖器、食道、肾、肺较易染色,着色率为25%~94%,而对照组仅为8%~20%。

二、耳穴治疗疾病的研究概况

有人选用耳穴"心",用0.5寸毫针针刺,观察治疗高血压病的降压及心阻抗血流图效果。结果:耳针后10min,30min和60min时血压与治疗前相比($P<0.01$)有显著降压作用,近期有效率100%,远期有效率63.3%。心功能效应:针后心输出量,心脏指数差异显著,血液流变学亦得到改善。

黄丽萍、刘森亭、张争昌多年用王不留行籽耳压"心、肾、神门、肝、脾"两耳交替使用,治疗失眠取得良好的效果。

黄立春等相关单位报道,取"心、神门、皮质下、肾,加耳尖放血"治疗失眠1114例,显效占60.7%,有效占27.6%,无效占11.7%。

总有效率 88.3%。

贺玉英耳压治疗咳嗽 45 例,总有效率 97.8%。胆结石系外科常见病,有人选耳穴:"肝、胰、胆、交感、皮质下"耳压、针刺等,治愈过万例。

张美丽用耳穴"子宫、卵巢、内分泌、交感"针刺法治疗痛经 40 例,治愈 38 例。

朱江用耳穴"肝、肾、内分泌、交感、神门、皮质下、耳背沟"压籽治疗更年期综合征 59 例,控制 34 例,显效 13 例,好转 5 例,无效 7 例,总有效率 88%。

近视眼是影响青少年学习的主要眼病,刘森亭、张争昌老师等曾去中小学普查,用耳穴治疗近视患者 142 例,226 只眼。其中痊愈 57 只眼,占 21.43%,显效 57 只眼,占 21.43%,有效 112 只眼,占 42.10%,无效 40 只眼,占 15.04%,总有效率 84.96%。

痤疮在年轻人中多发,影响美观,给患者造成了很大的心理压力,有人刺耳穴(耳尖、神门、肺、胃、大肠)加放血治疗痤疮 1296 例,总有效率 91%~99.4%。有人用耳穴治疗黄褐斑 834 例,总有效率为 75%~85%。

三、耳穴临床治验举隅

医案 1:癔病性昏厥

刘某,女,37 岁,工人。

主诉:阵发性意识丧失 2 月。

现病史:患者平素体健,2 月前因家庭不和,情绪激动,突然倒地,目紧闭,不言语,面色潮红,右下肢僵硬,持续时间 10min 左右。经厂医院抢救而渐志清,后反复发作 6~7 次,无定时。经当地医院服镇静剂、针刺、暗示治疗半月无效,作头颅 CT 检查未发现异常。1989 年 4 月 7 日来我院针灸科门诊找张老师治疗。接诊时患者由丈夫搀扶跛行,意识清楚,神经系统检查(-),血压 138/80mmHg,舌质淡,苔薄白,脉弦有力,患者言其当日已发作3次。

诊断:癔病性昏厥。

治则:疏肝醒脑。

取穴:肝、脑点、心、神门、皮质下,均双侧,在穴区寻找阳性反应点,常规消毒后以0.5寸毫针刺入上述穴位。留针30min,留针间行针3次。次日就诊,患者言其昨日接受耳针治疗后至今日就诊时再发1次,且持续时间明显缩短。经上法治疗3次后,昏厥未见发作。巩固治疗5次后告患者愈。

医案2:三叉神经痛

李某,女,31岁,农民。1989年4月7日初诊。

主诉:左侧面痛,彻夜难眠半月余。

查体:疼痛分布于左额、颧部三叉神经区。发作时痛从左下关处向额、颧部放射,患者呈痛苦面容。血压正常,舌质淡、苔薄白,脉弦有力。

诊断:左三叉神经痛。经当地医院中、西药口服及张老师针灸、电针治疗10余次未效。立即改耳针治疗。

取穴:面颊区、肝、胃、神门、皮质下。常规消毒后在穴区阳性反应点用0.5寸毫针刺入,强刺激留针30min,留针期间行针3次。患者次日就诊时言其疼痛大减,夜间休息好,期间只发作2次,持续2~3s,效不更方,如上方连续治疗3次后疼痛完全消失,巩固治疗3次后回原籍陕西省渭南市合阳县。半年后随访,至今未见复发。

医案3:呃逆

李某,男,58岁,干部。1989年3月7日初诊。

病史:1月前因工作原因与领导发生争执。次日呃逆急性发作,昼夜不止,持续20d余,严重影响饮食睡眠质量,经中西药治疗未效。张老师接诊时患者呃声洪亮有力,腹胀连及两胁,每遇饱食,情志不畅而加重,胸部拍片膈肌未见明显异物。

查体:血压140/90mmHg,舌质淡,苔薄白,脉弦。

诊断:呃逆(肝胃不和型)。

治则:平肝和胃。

取体穴:太冲(双)、足三里(双)、内关(双)、膻中,每次留针30min,用泻法,治疗约10d,症状好转。3月24日针刺治疗中呃逆急性发作,呃声频频,持续不止,呃声洪亮有力,面红欲吐,持续10min以上,给不间断行针20min呃逆未减。张老师立即改用耳针治疗。在"嗝、神门、交感"双侧穴区寻找阳性点,常规消毒后以0.5寸毫针刺入耳穴,留针30min,两耳交替持续捻转行针,行针约5min后呃逆声减,起针时呃逆仍作,但患者感觉较前舒服。次日就诊时患者自述昨日进行耳针治疗后当日下午1时许,呃逆渐止,后未再发。上述耳穴加肝区、胃区针刺7次,呃逆腹胀均告愈,随访3月未见复发。

四、耳穴治疗临床体会

在我国凭借耳穴诊疗防治疾病,已有2000多年的历史,有关耳郭与经络,耳郭与脏腑,耳郭与诊治,耳郭与养生,历代医籍已有不少记载与论述。近代医学也从神经、体液、电生理学、生物控制论、全息论、闸门控制论、免疫学、组织学等多学科进行研究,进一步证实了耳郭与脏腑、经络的生理病理的内在联系。并在临床实践中形成了比较系统、完整的学术理论体系,成为中医针灸学领域一门古老而又年轻、充满活力的分支学科。张老师认为,在临床治疗中,首先应严格坚守辨证论治的原则,同时也应吸收现代医学部分理论,辨病取穴施治。更应提倡辨证加辨病的配穴治疗原则,这是提高耳穴诊疗疾病的关键。体穴是主体,耳穴是分支,在临床诊疗中,应根据各自优势及治疗特点,选择相应病种进行治疗。对于一些复杂的病证,采取耳穴和体穴相互配合治疗,可以提高疗效,甚至会获得神奇的治疗效果。

第三章　临床经验

第一节　辨证论治善用针灸八法

辨证论治是一个由分析问题到解决问题的连续过程。只有辨证准确,治疗的针对性才能明确和具体,根据治法选穴施治才能取得预期的效果。因此,治法是联系辨证理论和选穴的细节,也是临床上学习和运用针灸治法不可缺少的基础。治法是在审明病因、病机和辨清症候之后,有针对性地采取的治疗法则。早在《黄帝内经》中就有详细记载,如《素问·阴阳应象大论》云:"形不足者,温之以气;精不足者,补之以味。其高者,因而越之;其下者,引而竭之;中满者,泻之于内。其有邪者,渍形以为汗;其在皮者,汗而发之。"《素问·至真要大论》云:"寒者热之,热者寒之,微者逆之,甚者从之,坚者削之,客者除之,劳者温之,结者散之,留者攻之,燥者濡之,急者缓之,散者收之,损者温之,逸者行之,惊者平之,上之下之,摩之浴之,薄之劫之,开之发之,适事为故"。张老师认真学习和深入研究了中医理论,通过临床实践和运用,总结出了针灸治疗八法,使针灸治法内容更为丰富多彩,更能适应各种病证的治疗需要,更便于临床医生学习和掌握。

一、回阳散寒针灸法

1. 取穴处方

百会、神阙、足三里(双)、太溪(双)。

2. 方义分析

百会穴,首见于《针灸甲乙经》,归属督脉,别名"三阳五会",百会者,五脏六腑奇经三阳百脉之所会,故名百会。《采艾编》云:"三阳五会,五之为言百也",意为百脉于此交会。百脉之会,百病所主,热则泻针出气,寒则补之灸之,故百会穴的治症颇多,为临床常用穴之一。其属督脉经腧穴,督脉为"阳脉之海",该穴位于头部,头为诸阳之会,本穴处于人之头顶,在人的最高处,又是手、足三阳经与督脉的交会穴,故而多用温和灸补法,本穴具有良好的升阳散寒、益气固脱的作用。

足三里穴,是五输穴之合穴,五行属土,胃之下合穴。足阳明胃经的主要穴位之一,是一个强壮身心的大穴,传统中医认为,足三里有调节机体免疫力、增强抗病能力、调理脾胃、补中益气、通经活络、疏风化湿、扶正祛邪的作用。《针灸真髓》曰:"三里养先后天之气,灸三里可使元气不衰,故称长寿之灸。"功效为健脾和胃,扶正培元,通经活络,升降气机,培补元气,灸暖胃散寒。

神阙穴,亦称"脐中",该穴为人之生命根蒂,为神气出入之门户,肚脐是胎儿在母体生长发育时提供营养的唯一通路,维持着胎儿的生命活动,为先天之结蒂,生命之根本,元神之网庭。神阙在全身穴位中结构特殊,是婴儿出生时断脐愈合的瘢痕,虽是脐带脱落之后一个根蒂组织,但它不是一个孤立的根蒂,而是脱离了先天变换成另一种形式的根蒂,与十二经脉、五脏六腑、四肢百骸、皮毛骨肉有着极其密切的生理与病理的关联性。神阙为温运阳气、回阳救逆的要穴,善温补脾胃之阳,对中焦虚寒之人最宜。灸神阙能增强机体免疫功能,提高抗病能力,对预防感冒、中风、胃肠病等方面也有明显的作用。老年人多阳气不足、真元虚惫,灸之具有温中固元、扶气助阳、调达脏腑、防衰延年之功效。

太溪穴,是足少阴之脉所注为俞的俞土穴,阴经以俞代原,故又是足少阴肾经的原穴,也是回阳九针穴之一。肾为水火之脏,内藏元阴元阳。肾阳是人体生命的根本,肾阳虚衰,人体各种机能活动就会出现一系列衰退的表现,诸证丛生。太溪穴具有补肾阳益肾气的作用,故可治疗久病元气衰亡,肾阳虚衰,或急病阳气暴脱的病症及虚脱症候。

诸穴合用共同达到热气内注、温煦气血、透达经络、扶正祛邪、回阳散寒之功效。

3. 操作与刺法

患者选仰卧舒适体位,百会、神阙只灸不针;足三里、太溪用温针灸。百会穴选用药艾条作温和灸,以穴位局部皮肤有温热舒适感为度,一般灸 10~15min,操作时既要防止皮肤温度过高烫伤患者的皮肤及头发,也要注意皮肤温热感不明显而疗效差;神阙穴用艾盒灸,一般灸 15~20 min,选用市售的 4 孔艾灸盒及药用艾条,将全根药艾条从 1/2 处折断,点燃后插入艾盒孔内,放置于神阙穴上,以温热舒适感为度,如果患者觉神阙穴局部灼热,可让患者自行用手抬高艾盒至局部温热舒适。足三里穴局部皮肤常规消毒后,选用 2 寸直径 28 号质地坚硬的一次性毫针,采用直刺手法,进针 1.5 寸后,针下有沉紧或酸麻、胀、困沿经传导针感后,施以提插补法;太溪穴局部皮肤常规消毒后,选用一次性 1.5 寸 28 号坚挺毫针,直刺进针 1.2 寸,得气后施以捻转补法,然后加温针艾条,温针灸的艾条不宜过长或过短,一般以同身寸的一寸长度为宜,过短达不到治疗所需的灸量,过长易压变针体,烫伤皮肤,患者针刺部位产生疼痛不适感,留针30min,每日治疗 1 次,10 次为一疗程,疗程间休息 3~5d 进行下一个疗程的治疗。

4. 临床适应证

畏寒怕冷、手足不温、精神不振、少气懒言、容易出汗、面色㿠白、口唇色淡、口淡不渴、食欲不振,或喜热饮、大便溏泄、小便清长、遗尿、水肿,舌质淡,苔白而润,脉虚弱。包括寒冷性胃脘痛、腹痛、泄泻;寒冷性痛经、月经不调、带下病、不孕症;产后畏风、畏寒等。

二、疏肝解郁针刺法

1. 取穴处方

膻中期门(双)、间使(双)、太冲(双)

2. 方义分析

法因证施,疏肝解郁针法是针对肝郁气滞证而施。肝既以气为用,以条达、舒畅为顺为贵,则一旦塞滞即郁而为病。正如丹溪《丹溪心法》所言:"人身诸病,多生于郁";何梦瑶《医碥》更明确指出"诸郁源乎肝"和"郁而不舒,则皆肝木之病矣"。另一方面,由于肝之功能正常亦赖肾水以涵之,心血以濡之,肺金清肃之气以承制之,中宫敦阜之土气以培之,所以一旦他脏有病必及于肝,碍其疏泄,导致气郁。无论因郁致病或因病致郁,肝病及他或他病及肝,总要涉及肝脏,故有"肝为万病之贼"之说。在繁杂的肝病证候中,肝气郁滞为基本病理变化。清代医家叶天士明示后人肝气、肝火、肝风三者之名虽异,但其演变一贯,其发病之源在于肝郁。基于以上认识,众多医家将治郁即治肝作为治疗疾病的根本。明代赵养葵在《医贯》中提出辨证治疗应从肝入手,只要解决了肝木郁,其他疾病就会迎刃而解;魏玉瑛在《续名医类案》中提出"治病不离肝木"的观点;清代张山雷则曰:"肝气乃病理之一大门,善调其肝,以治百病,有事半功倍之效。"可见疏肝理气法在临床应用中的重要性。

膻中穴,为任脉的胸部腧穴,位于两乳之间,为心包络经之经气聚集之处,乃心包络之募穴;是任脉、足太阴脾经、足少阴肾经、手太阴肺经、手少阴心经的交会穴;为八会穴之一,是宗气聚会之处,为气之会穴,是治疗气病的要穴。膻中穴主治气病,特别是上焦气机不畅所致的病症,以及心、肺、胸胁、乳、咽等脏腑器官病变,故具有通畅上焦气机,理气散滞通络的作用。

期门穴,期者时也,门者开也,通也。期门穴是足厥阴肝经的终止穴,足厥阴肝经、足太阴脾经和阴维脉的交会穴;也是肝之经气聚集之处,故为肝之募穴。肝脏病证,多在此募穴处出现压痛或异常反应,检查该穴,有助于诊断肝脏疾患。依其肝之经气聚集、肝脉循行、穴位所在及肝之生理、病理,故是主治肝、胆、胁肋、胸膈、脾胃论、疾患的常用穴位。具有疏肝理气、清肝利胆、通经活络、祛瘀散滞的作用。

间使穴,因对心与心包络之间、心包络与三焦之间,负有调和气血之使命,故又名鬼路。是手厥阴之脉所行为经的经金穴。善主治本经经病、心包络病和情志病,尤其是对于情志失和,气机不畅所产生的病理证候,具有一定的功效。具有理气解郁、行气散滞、通经活络、宽胸利气的作用。

太冲穴,是足厥阴之脉所注为俞的俞土穴,又是足厥阴肝经的原穴。对改善和调节肝脏功能,消除肝脏功能失常所产生的病理证候,具有一定的功效。主治肝胆病、精神神志疾患、自主神经功能紊乱、眼病等病症,具有疏肝理气、平肝熄风、清肝泻火、滋养肝血的作用。

诸穴合用共同达到疏肝理气、行气解郁、通经活络、祛瘀散滞之功效。

3. 操作与刺法

膻中用 30 号 1.5 寸一次性毫针,从两乳头中点,用舒张押手进针法向下平刺 1.2 寸,针下有沉紧、如鱼咬饵感,施以捻转泻法。期门用一次性 30 号 1.5 寸毫针,用舒张押手进针法,斜刺 0.8～1 寸,针下有酸困沉紧感,然后施以捻转泻法。间使、太冲,选用一次性 30 号 1 寸毫针,用指切押手进针法直刺 0.8 寸,要求针刺有酸、麻、胀、困之感,进针感放射至指(趾)远端。然后施以提插泻法,每 10min 行针 1 次,留针 30 min,每日或隔日治疗 1 次,10 次为 1 疗程,疗程间休息1周,再进行下1个疗程的治疗。

4. 临床适应证

胁肋疼痛、乳房胀痛、郁证、梅核气、情绪不稳、视闻不顺、烦躁易怒或忧伤抑郁、胸闷太息、乏力不适、纳差、胃痛、月经不调、失眠等。如进一步发展出现器质性病理改变,即为躯体疾病。长期临床实践表明,疏肝解郁针刺法可有效地纠正自主神经功能紊乱。包括更年期综合征、焦虑性神经症、癔症、抑郁性神经症等。

三、理中健脾针灸法

1. 取穴处方

中脘内关(双)、足三里(双)、公孙(双)。

2. 方义分析

中脘穴,胃之募、腑之会,为脏腑经气汇聚之所。《素问·通评虚实论》云:"腹暴满,按之不下,取手太阳经络者,胃之募也",说明中脘是用于治疗腹胀的常用穴;唐代孙思邈的《千金翼方》中记载"胀满、气聚、寒冷,灸胃脘",《太乙神针附方》曰:"中脘,凡翻胃,吐食,心下胀满,状如伏梁,伤寒饮水过多,腹胀,气喘,寒癖,针此穴"等皆说明中脘具有行气消胀,温中散寒的功效。又中脘穴位于前正中线上,脐中上4寸,是胃脘部附近的局部取穴。

足三里穴,胃之下合穴,《灵枢》曰:"邪在脾胃,则病肌肉痛,阳气有余,阴气不足,则热中善饥;阳气不足,阴气有余,则寒中肠鸣、腹痛;阴阳俱有余,若俱不足,则有寒有热,皆调于三里",故凡胃脘痛,不论其虚实寒热,均可用之通调腑气、和胃止痛;《古法新解会元针灸学》中亦有描述:"此穴治病万端,有白术之强,有桂附之热,有参茸之功,有硝黄之力",强调了足三里温中健脾的功效。

内关穴,八脉交会穴,通于阴维脉,《难经》"阴维为病苦心痛",取之可畅达三焦气机、和胃降逆止痛。《普济方》中亦有记载:"主治二十五证:心胸痞满(肝、胃),吐逆不定(脾、胃),中满不快(心、胃),米谷不化(胃),气膈食不下(胃、心、肺)",强调了内关穴治疗心、胸、胃疾病的重要作用。

公孙穴,足太阴脾经的络穴,通于冲脉,具有健脾益胃、通调肠腹,理气降逆的功效。为主治脾、胃、肠、腹、胸、膈疾患的常用穴。与内关、足三里、中脘等穴合用,善治心、胸、胃疾患。

灸法是中国最古老的疗法之一,可激发经络之气,调节脏腑功能,具有温经通络、温阳起陷、行气活血、调和阴阳、补虚泻实以及防病保健的功效,对于脾胃虚寒证的治疗具有较强的针对性。《医宗金鉴·刺灸心法要诀》云:"凡灸诸病,必火足气到,始能求愈"。灸法要起到最佳治疗作用,必须达到一定的灸量。而灸治时间是影响灸量的一个重要因素。灸法具有安全、简易、无毒副作用等特点,且其远期疗效良好。故配合用之可提高温阳健脾、理气和胃之效。

3. 操作与刺法

患者取舒适的仰卧位。局部皮肤常规消毒后,选用一次性30号2寸毫针,中脘用舒张进针法,直刺1.2~1.5寸,使针下有酸困沉紧感后,采用平补平泻手法;足三里用指切进针法,直刺1.2~1.5寸,得气后行提插针法,使抽麻的感觉下传至足踝部,然后采用捻转补法。内关和公孙均用指切法进针,选用一次性30号1.5寸毫针直刺1~1.2寸,内关穴抽麻感放射至指梢,公孙穴局部有沉紧麻胀即可,然后采用提插泻法。脾胃虚寒者可在中脘、足三里二穴上行温和灸,将药艾条的一端点燃,对准应灸的腧穴部位的针体进行悬灸,艾火距皮肤20~30cm,与局部皮肤有温热舒适感为宜,每穴灸3~5min,留针30min,每10min行针1次,每日治疗1次,10次为一个疗程,疗程间休息3~5d,再进行下一个疗程的治疗。

4. 临床适应证

脾胃虚寒证,自利不渴,呕吐腹痛,腹满不食及中寒霍乱,阳虚失血,如吐血、便血或崩漏,胸痹虚证,胸痛彻背,倦怠乏力,少气懒言,四肢不温。现用于急、慢性胃炎,急慢性肠炎,消化不良,便秘,呕吐,痢疾等。

四、平肝潜阳针刺法

1. 取穴处方

太阳(双)、风池(双)、太冲(双)、行间(双)。

2. 方义分析

太阳、风池位于头部前后左右之关卡要处,故命名为头四关穴。太阳穴属经外奇穴,位于头颞部,手足少阳和足阳明之经脉临近该部位,其经气可弥散到该穴位,手阳明、手太阳和手足少阳之经筋结于太阳部,针刺太阳穴可调和气血,醒脑开窍,清利头目,疏风泄热。风池穴位于项肌之外侧凹陷处,是风气入中流注之处,乃搜风要穴,属足少阳胆经,为足少阳、阳维之会,一穴可通多经。《针灸大成》云"主洒淅寒热,伤寒温病汗不出,目眩,苦偏正头痛",可达疏风散邪,清利头窍,平肝熄风,镇静安神之功。

太冲穴属足厥阴肝经,为肝经输穴、原穴,位于足背侧。《灵枢·九针十二原》云:"五脏有疾,当取之十二原",且肝经与督脉会于巅顶,根据"经络所通,主治所及",故取太冲穴既可疏肝理气,清肝泻火,又可滋肝养血,平肝潜阳,熄风清脑。行间穴是足厥阴之脉所溜为荥的荥水穴,肝经的子穴。实者泻其子,临床上多用泻法,主要用于肝实证。具有清泄肝火,疏肝利胆,平肝潜阳的作用。

太阳、风池、太冲和行间穴四穴合用共同达到平肝潜阳、滋肝降火、清利头窍之功效。

3. 操作与刺法

患者取舒适的坐位姿势,针刺前要求患者闭目养神,安心静气休息 10~15min,然后常规消毒,选一次性 30 号 2 寸毫针,对准风池穴用指切进针法,针尖向鼻尖的方向斜刺 1.2~1.5 寸,徐缓提插,患者瞬间出现眼前发亮或枕部出现抽麻酸胀感,行提插泻法,速刺不留针。太阳穴,选一次性 30 号 1 寸毫针,用指切进针法直刺 0.5~0.8 寸,针感传向同侧面部或颞部,以酸困抽胀感为主,后行提插泻法。太冲选一次性 30 号 1.5 寸毫针,直刺 0.8~1.2 寸,腧穴局部出现酸麻抽困感后行适宜捻转补法。行间选用一次性 30 号 1 寸毫针,用指切压手进针法直刺 0.5~0.8 寸,使局部产生酸麻胀困感后行捻转泻法。太阳、太冲、行间穴留针 30min,每 10min 行针 1 次,每日治疗或隔日治疗 1 次,5 次为一疗程,疗程间休息 3~5d,再进行下 1 个疗程的治疗。

4. 临床适应证

眩晕耳鸣、头目胀痛、面红目赤、急躁易怒、心烦失眠、腰膝酸软、口苦咽干,舌红,脉弦有力或弦细数等,包括中风、高血压病、眩晕、头痛、癫痫、耳鸣耳聋等。

五、镇静安神针刺法

1. 取穴处方

四神聪、印堂、内关(双)、三阴交(双)。

2. 方义分析

镇静安神针法主要针对形神失调的疾病,神不安则影响脏腑气血功能,即所谓"心动则五脏六腑皆摇",而脏腑气血功能失调也可导致神失所养、神失所藏。治疗该类疾病也要形神共调以达到镇静安神、调节阴阳、调和气血的作用。

四神聪为治疗失眠的有效经外奇穴,具有镇静安神宁心的作用。四神聪位处于巅顶,百会穴四周,其前后两穴均在督脉的循行路线上,左右两穴则紧靠膀胱经。膀胱经络肾,督脉贯肾属肾,络肾贯心,其气通于元神之府,脑为元神之府,人体的一切神气活动都受其支配。四神聪针刺时四针均向百会方向刺入,百会是气机转输的部位,使脑部经气聚集整合,从而发挥其镇静安神治疗作用。

印堂穴虽为经外奇穴,但位于督脉的循行之处,"印"字有印合之意,"堂"指明堂,印合明堂有与心互合的意思。说明本穴的位置,与君主之官——心有关,是心神所居,布政施令之所在。故本穴可治疗心所主神志病为主之心神不宁、烦躁不安、失眠多梦、恍惚健忘、神昏谵语、昏迷惊厥、痴呆、癫痫等。针刺印堂穴可以激发督脉之经气,有镇静安神、醒脑通窍的作用。

内关穴系心包经之络穴,别走三焦经,又是八脉交会穴之一,通阴维脉。最早见于《灵枢·经脉》中的:"手心主之别,名曰内关,去腕二寸,出于两筋之间,循经以上,系于心包,络心系。"《针灸甲乙经》曰:"心淡淡而善惊恐,心悲,内关主之""凡心实者则心中暴痛,虚则心烦,心惕然不能动,失智,内关主之。"《针灸大成》曰:"主手中风热,失志心痛,目赤,支满肘挛。实则心暴痛,泻之;虚则头强,补之。"以上可见内关穴具有宽胸理气,清心安神的作用。《八脉交会八穴歌》曰:"公孙冲脉胃心胸,内关阴维下总同"。心包经的循行起于胸中,向下通过横隔,联络上、中、下三焦,能够调理三焦之气机。三阴交为足太阴脾经之络穴,且是足太阴、厥阴、少阴三阴经交会之处。三阴交为调理肝、脾、肾三脏的要穴,脾藏营,营舍意,主思,为气血生化之源、后天之本;肝藏血,血舍魂,主怒;肾藏精,精舍志,主恐,为先天之本,藏先天之精气,与气血之生化关系密切;人体的气血生化都要受到这三个脏腑的影响。肝脾肾三阴经正常,则阴气自动,气血和畅,阳有所依,神有所主。故气血定则神安,达到"阴平阳秘,精神乃治"的功效。三阴交可调理足三阴经之经气,对阴不足而阳偏亢之不寐可益肝肾之阴,敛浮越之阳,是镇静安神的经验效穴。内关、三阴交二穴位于四肢肘膝之下,一者为心包经之络穴,通于阴维脉,起于胸中,联络三焦,通过宁心安神、宽胸理气,以调心肺二脏之气血;一者为足三阴肝经、脾经和肾经交汇之处补心脾,益肝肾,可兼调肝脾肾三脏之气血。二穴并用,有并调五脏气血之功效。

此处方体现协调阴阳以镇静安神的方法。根据躯体的部位来划分阴阳,头部在上为阳,手足在末端为阴;神聪四穴位在人体头顶部上方因此属阳,内关穴位于人体上肢末端手腕处阴侧面,所以属阴;三阴交穴位于下肢末端脚踝阴侧面上三寸处,所以属阴。阳穴与阴穴共同取之,阴阳互助,相互依存。针刺头部四神聪穴时,患者常常感觉有重压的针感出现,因重感有重镇潜阳的作用,故可以宁静神明,养神聪精。阴阳相协,上下配伍,相互为用,互为即济。共同调节助气血生化之源,以达潜心安神、益气补血之用。以上穴位配伍共同达到阴阳相互依存融合、刚柔相济之效用。

3. 操作与刺法

患者取舒适的仰卧位,上述穴位用75%的酒精常规消毒后,选用一次性30号1.5寸毫针,从百会穴的上下左右各一寸,采用手指切押手进针法,针尖向百会方向平刺1寸,针下有沉、重、困感后,施以捻转补法。印堂穴选用一次性30号1.5寸毫针,采用提捏进针法向下平刺1.5寸,针尖至鼻根,针下有困重针感后,施以捻转补法。内关选用30号1寸毫针,采用指切进针法,直刺0.5~0.8寸,出现酸麻感后,用捻转手法,平补平泻,手法要轻柔。三阴交用一次性30号1.5寸毫针,采用指切进针法,直刺1.0~1.2寸,采用提插手法,平补平泻,手法要轻柔。留针30min,每10min行针1次,手法要轻,10次为1疗程,疗程间休息1周,病情轻者一般需治疗1~2疗程,病情重者需2~3疗程。

4. 临床适应证

"形神失调"的疾病。心神不安所引起的心悸、失眠、怔忡、健忘及烦乱惊狂、善笑不休、脏躁、郁证等症。包括神经衰弱、更年期综合征、郁证、癔症、老年痴呆等。

六、醒脑复语针刺法

1. 取穴处方
哑门、廉泉、金津玉液、通里(双)。

2. 方义分析
哑门穴,又名瘖门、痖门、舌横、舌厌等,是督脉经的腧穴,又是督脉、阳维脉的交会穴。它位于项后两筋之间,形如大门,具有开瘖治哑的作用。《难经·二十八难》中说:"督脉者,起于下极之俞,并于脊里,上至风府,入于脑。"哑门入系舌本,穴下深部是延髓。喑哑失语,多与延髓、喉、舌的机能障碍有关。本穴可开宣音窍、醒脑复语、益脑增音,故是主治喑哑失语的常用穴。

廉泉穴,又名本池、舌本,是任脉经的腧穴,为任脉、阴维脉的交会穴。《灵枢·忧恚无言》曰:"喉咙者,气之所以上下者也;会厌者,声音之户也;口唇者,声音之扇也;舌者,声音之机也;悬雍垂者,声音之关也。"阐述了声音的发出,与喉咙、会厌、口唇、舌、悬雍垂等器官协调有关。位于颔下结喉上舌骨下的廉泉,具有清利咽喉、通调舌络、消散壅滞等功效,故善治舌肌、咽喉、会厌功能失常的喑哑失语。

金津玉液穴,为经外奇穴。位于口腔内,当舌系带两侧静脉上,左为金津,右为玉液。穴区浅层有舌神经和舌深静脉干经过;深层有舌神经、舌下神经和舌动脉分布。本穴具有通调舌络的作用,善治舌强语謇。

通里穴,是手少阴心经的腧穴;具有清心火、安心神、通心络、开心窍、调舌络、补心气、养心血的功效。张景岳说"舌为心之苗,心病则舌不能转,此心为声音之主。"心气通于舌,手少阴经别出的络脉系舌本,故手少阴心经的络穴通里可治疗舌肌转运失灵而引起的语言不利。

哑门、廉泉、金津玉液、通里四穴合用共同达到清利咽喉、开宣音窍、醒脑复语、益脑增音、通调舌络的功效。

3. 操作与刺法

患者选舒适坐位,75%的酒精常规消毒后,哑门穴选一次性30号2寸毫针,让患者头部微前倾,项肌放松,向下颌方向缓慢刺入1.5寸,边刺边询问患者的感觉,如针下有阻挡感或患者有触电感,不可再进针,一般刺1.5寸左右,速刺不留针。廉泉穴选一次性30

号2寸毫针,针尖从廉泉斜向上刺向咽喉部舌根,以患者有酸困感为度,速刺不留针。金津、玉液选一次性28号2.5寸毫针,先让患者伸舌,医者用适量的纸巾,快速固定舌体于口外,让患者抬头,向舌根刺入1.5寸,患者有酸困感为度,速刺不留针,或用三棱针点刺出血。通里穴选一次性30号1寸毫针,采用指切进针法,直刺0.5~0.8寸,出现酸麻感后,行捻转泻法,留针30min,每10min行针1次。根据患者的体质、耐受程度,每周刺2~3次,6次为1个疗程,休息1周后,酌情进行下一疗程的治疗。

4.临床适应证

脑卒中后语言障碍。

七、祛风止痒针刺法

1.取穴处方

曲池(双)、合谷(双)、血海(双)、三阴交(双)。

2.方义分析

曲池穴,又名阳泽、鬼洼,是手阳明大肠经的合穴。《灵枢·寿夭刚柔》曰:"病在阳之阳者,刺阳之合"。肺属卫主表,外合皮毛,风邪外袭首犯皮毛,肺卫首当其冲;阳明主肌肉,联系肌表皮肤。皮肤病变多有风邪挟寒、挟湿、挟热等客于肌表,闭遏经气,壅滞气血所致。本穴有祛邪透表和祛风止痒的作用,故善治皮肤病、外感表热证。

合谷穴,又名虎口,是手阳明经的腧穴。肺与大肠相表里,肺属卫外合皮毛,风邪外袭,肺卫首当其冲;手太阴经属里、属阴,手阳明经属表、属阳。合谷是手阳明大肠经的原穴,能贯通表里两经。具有祛风解表、清热宣肺、清宣阳明、益气固表的作用,主治外感表证、皮肤病等。

血海穴,是足太阴脾经的腧穴。三阴交穴亦为足太阴脾经的腧穴,也是肝、脾、肾三经的交会穴。两穴均具有养血活血,祛风止痒的功效,故临床用之治疗皮肤病。

3. 操作与刺法

患者选舒适的仰卧位,用75%的酒精常规消毒后,选一次性30号1.5寸毫针,用指切进针法,直刺曲池、合谷、血海、三阴交,合谷直刺0.8寸,余穴刺1.2寸,患者出现酸麻抽的针感后,施以提插泻法,留针30min,每10min行针1次。每日治疗1次,5次为1个疗程。1个疗程治疗后休息5d,酌情进行下一个疗程的治疗。治疗期间避免接触过敏性物品,忌食鱼、虾、葱、蒜及辛辣刺激性食物。

4. 临床适应证

风疹、玫瑰疹、神经性皮炎、荨麻疹、过敏性皮炎、日光性皮炎、皮肤瘙痒症等。

八、五脏俞加膈俞针灸法

1. 取穴处方

五脏背俞穴(肝俞、心俞、脾俞、肺俞、肾俞),膈俞。

2. 方义分析

从经络学说的理论看,十二经脉一一相传,循环无端,内属脏腑、外络肢节,各经气相互转输接纳,各经之间是相互影响,相互关联,加之膀胱经经脉最长,联系最广,其背部经脉夹督脉相并而行,两者有相当密切的关系,使其在统领人体阳气及其调整影响其他脏腑经络的作用方面有着异乎寻常的作用(故有所谓巨阳、老阳之称)。鉴于此,曾有人提出"膀胱经是十二经脉的核心",是经络系统的缩影,其背俞穴是人体全息律在背部的体现,背俞穴是脏腑气血输注于腰背部的穴位。

解剖学发现,膀胱经内侧线腧穴尤其是五脏背俞穴与交感干及交脊联系点的关系非常密切,而且膀胱经五脏俞与相应脏器之间其解剖位置高度相似,和脏器又有大体上的神经节段性。

　　五脏是一个整体,存在相生相克关系,一个脏腑的功能失调,对其他四脏都有相生或相克的影响,不能单独存在。此种相关性早在古代文献中就有记载,如《素问·玉机真脏论》曰:"五脏相通,移皆有次。"《难经》提出:"凡痛五脏相干。"《素问·咳论》论:"五脏六腑皆能使人咳,非独肺也"。1988 年,邓铁涛教授发表重要学术思想"五脏相关学说",就是说人体是一个大系统,在此系统中五脏、六腑及五官七窍等器官组织又构成五个小系统,在正常情况下,五个小系统之间、小系统与人体大系统之间、各系统与自然界、人类社会之间,存在着纵横交错的联系,相互督促,共同协调机体的正常活动;在病理情况下,系统之间又相互影响。简言之,五脏相关。膈俞为血会,是八会之一,有补血、行血、活血的作用,善治血证。

　　五脏俞加膈俞治疗疑难杂症是异病同治的体现,是辨证论治的一种特殊形式。异病同治,是以证为基础的,故不同的疾病,如果证相同,根据辨证施治的原则,就可以用同样的方法治疗。张老师在临床上善于运用五脏俞加膈膈腧治疗顽固性疑难杂症,体现了张老师诊治时不拘一格,以辨证论治为基础,异病同治的思想。

3. 操作与刺法

　　患者取俯卧位,取五脏背俞穴加膈俞穴,穴位皮肤用 75% 的酒精常规消毒。依据患者体型选用一次性 30 号 1.5 寸毫针。采用指切进针法,针尖朝督脉斜刺,肥胖及中等体型可刺 1.2 寸,偏瘦体型可刺 0.8 寸,医者手下出现沉重感,患者有酸困抽胀感时,施以捻转补法,然后点燃药艾条,对准所针刺腧穴温和灸,每个穴灸 5min,以所灸部位有温热、舒适感为度,每 10min 行针 1 次,留针 30min。隔日温针 1 次。10 次为 1 个疗程,疗程间休息 1 周再进行下一个疗程的治疗。

4. 临床适应证

　　虚劳性疾病。

第二节 针灸治疗周围性面瘫的经验

一、发病概况

周围性面瘫是一种临床常见病和多发病,是由于茎乳孔内面神经缺血、水肿及非特异性炎症所引起的面神经支配区域血液循环不畅,而导致的肌肉运动障碍。在我国周围性面瘫的发病率较高,目前国内城市的发病率为 38.0／10 万人口,农村为 26.0/10 万人口。男性发病患者较多于女性。可发生于任何年龄,以 20～40 岁最为多见。也可发于任何季节,但以冬春两季较多。患病后口眼歪斜,不仅影响患者的表情、运动等生理功能,继发眼、口腔等器官的疾患,而且影响患者的身心健康,对患者的生活、工作及社会交往均造成不便,严重降低了患者的生活质量。

二、病因病机

1. 西医认识

西医将本病亦称为面神经麻痹或面神经炎。一般认为,寒冷和凉风的刺激、过度疲劳、难以承受的不良心理刺激、上呼吸道感染等可为本病的诱发因素,形成了几种假说:①寒冷刺激学说;②微循环障碍学说;③病毒感染学说;④神经源性学说;⑤免疫学说。根据现行比较公认的周围性面瘫病毒和神经缺血学说以及中耳炎所致的面瘫,其最终病理生理变化的特征均为面神经局部微循环障碍。面神经微循环障碍是形成周围性面瘫病因的具有代表性的假说。近来的研究中对本病病机更加强化了微循环障碍的特发性观点,面神经由于其解剖关系的特异性,决定了它是颅神经中最易受损的神经。一方面,面神经进入内听道后便一直在曲折而狭窄的骨管内走行,血运较差,易引起缺血性损伤。另一方面,位于内听道与膝状神经节之间的迷路段面神经因缺乏神经外膜和神经外周组织,因而极易受损引发水肿,导致周围性面瘫。多数周围性面瘫患者有疲劳及面部、耳后受凉史。由于寒冷刺激,面部血管神经机能紊乱致使位于茎乳突孔内的小动脉血管痉挛,引起局部微循环继发缺血、微循环障碍,导致面神经发生充血、水肿及炎症反应,肿胀的神经在面神经骨管内受压、缺氧,从而产生面神经传导阻滞,形成恶性循环而导致麻痹。由此可见,多种因素均可引起面神经供血不足、水肿,面神经水肿又使血管受压加重缺血,形成恶性循环,最终导致神经传导阻滞或变性,临床呈现面瘫症状。

2. 中医认识

周围性面瘫属于中医学"口僻""口眼歪斜"等病症范畴,早在《黄帝内经》中就以"口㖞""卒口僻"等有所论述。在古代文献中对面瘫从病因病机到辨证,再到治疗方法已有较多的认识,对本病论述深刻。《素问·太阴阳明论》有"伤于风者上先受之"。《中藏经》指出"口眼偏斜是风、寒、暑、湿之邪中人的见证之一"。隋朝巢元方的《诸病源候论》中指出"偏风口㖞,……风入于夹口之筋也"。

"风邪入于足阳明、手太阳之经,遇寒则筋急引颊,故使口㖞僻,言语不正,而目不能平视。"风为百病之长,风邪兼夹寒热暑湿等侵袭阳明、太阳经脉,经络失养或经筋功能失调可引发面瘫。风、寒、湿、热、毒等邪实均可客于面部筋脉导致面瘫,感邪途径可为外感或内伤或两者兼夹而发。临床上以外感风寒所致的风寒型面瘫占多数。面颊部为阳明、少阳经筋所布,风寒、风热等邪乘虚侵袭阳明、少阳经络,导致经气失和,气血痹阻,经筋失养,面部脉络、肌肉纵缓不收。风邪善行数变故起病突然,出现面肌瘫痪不能自主的表现。正如《金匮要略·中风历节》中所说"贼邪不泻,或左或右;邪气反缓,正气即急,正气引邪,㖞僻不遂"而发面瘫。本病迁延不愈,邪郁化热,伤津灼阴,阴血不足,虚风内动,故见筋惕肉𥆧、瘫痪肌肉挛缩、口角歪向病侧。

张老师认为,近年来随着人们生活水平的提高,厚味、油腻食品摄入的增加,以及运动量的减少,肥胖、湿热、热毒体质的人群逐渐扩大,所以引起面瘫的原因,不仅只有在人体机能低下时感受风寒、风热之邪,而湿热、热毒的产生,导致经络的痹阻也是面瘫病发生的重要原因之一,并且预后较差。

三、治疗经验

1. 重视沟通、提高医术、正确施治、判断预后

张老师认为,周围性面瘫为临床常见病,早期进行正规、合理有效的治疗,90%以上的患者均可获愈。早期失治、误治,耽误了最佳治疗时机,少部分患者可能留下不同程度的后遗症,个别患者甚至留下永久性后遗症。面瘫的预后和医生正确的辨证治疗、患者的体质及患者病情的轻重程度等有关。

医生接诊患者后,首先要通过望、闻、问、切四诊合参的方法为患者做出辨证和诊断。根据临床经验要耐心地向患者讲清面瘫的发病规律,治疗要求,好转治愈的大约时限,以增强患者的治疗信心,这是治好疾病的重要环节。张老师在门诊接诊的面瘫患者中有很多患者给他留下了深刻的印象。如有一位王姓女患者,38岁,左侧口眼歪斜3d,发病当日去西安某三甲医院神经内科就诊,诊断为面神经炎,给予泼尼松6片,每日1次;维生素 B_1,每次1片,每日3次;甲钴胺胶囊,每次1粒,每日3次。患者服药到第3d,症状未减轻,反而有加重的趋势,经好友推荐,来门诊找张老师诊治。张老师认真分析了此病案,认为首诊医生的诊断、治疗方案是合理、正确的,但是治疗效果不佳。从他多年的临床经验来看,面瘫的发病病势轻的患者经合理诊疗,1周内病情趋于稳定,个别患者会出现好转。病势较严重的患者,1周内尽管做了各种治疗,但病情还有加重的趋势。他对患者讲,某三甲医院神经内科医生给你开的药是合

理、正确的,只是首诊医生没告诉你面瘫发病的规律。患者听了张老师的解释,急躁的情绪平静了下来,经过 40 多天的针灸治疗,患者病愈,五官端正而高兴离去。张老师认为:面瘫患者首诊时,医生应先讲清楚发病规律,这点至关重要。给患者讲清了 1 周内病情处于进展期,在 1 周内病情有可能加重,如果病情加重,患者可以心中有数而不惊慌。1 周内病情平稳而不加重,患者高兴。一周内病情有所好转,患者信心倍增,为医生的诊疗营造了一个良好的心理环境,也为治愈该病打下了良好的基础。

患者得了面瘫,常会接受以下几种方法治疗:一是采用西药和理疗治疗;二是用民间验方治疗,采用黄鳝血涂患侧面部;三是接受患侧面部贴敷中药治疗;四是采用中药治疗;五是单纯针灸治疗或针灸配合中药治疗。以上几种方法,对面瘫的治疗都是有效的。面瘫在临床上大体分为轻度、中度、重度 3 种类型。按医学分类:西医分为:①单纯性面瘫(轻度);②贝尔氏面瘫(中度);③亨特氏面瘫(重度)。中医早期分为:①风邪入络型面瘫(轻度);②风寒型面瘫(轻度);③风热型面瘫(中度);④风痰型面瘫(中度);⑤湿热型面瘫(重度);⑥热毒型面瘫(重度)。轻度型面瘫无论采用西药、理疗、中药、针灸、贴敷膏药、鳝血外涂哪种方法,治疗都会有效,部分病人会在 2 周左右治愈。据国外资料报道,该型面瘫会有自愈的趋势,部分轻微口眼歪斜的病人不用治疗也会痊愈;中度型面瘫无论用西药、理疗、贴敷膏药、中药、针灸哪种方法,都难以在短期内治愈,早期接受针灸治疗,90% 以上的患者可治愈;重度型面瘫除有严重的口眼歪斜,还多伴有眩晕、耳周疱疹、患侧听觉过敏、耳鸣、听力下降,以及糖尿病、甲状腺功能低下、高血压等。此类病人虽经西药、理疗、贴敷膏药、中药、针灸等综合治疗,但恢复较慢,预后不佳,易留下不同程度的后遗症,对于这类患者,要取得较好的治疗效果,需要医生、患者的共同信任和相互配合,单纯一个方面的努力,都是难以取效的。

治疗面瘫,很多中医大夫首选牵正散。牵正散是由全蝎、白附子、僵蚕3味药组成的,药量等量是配伍的特点。

用法:研末,每次热酒调服3g。牵正散是治疗面瘫的圣方,但不是所有面瘫都必须用它。牵正散为《杨氏家藏方》,其功效为祛风痰,止痉搐。

主治:中风口眼歪斜。白附子、僵蚕皆能祛风化痰,白附子善祛头面之风,僵蚕善祛经络之风,并能止痉,全蝎最能祛风止痉,药酒调服能行药势、通经络,故牵正散是治疗风痰阻于面部经络,影响经脉不畅所致的面瘫等病症。从药物组成和药性来看,牵正散易于祛邪,善祛风痰之邪,不能扶正,若气血虚,热毒甚,湿热重或虚风内动所致的口眼歪斜,则非所宜,如错用之,其结果是无效或病情反而加重,误治失治,导致病情不愈。临床上医生应根据病人的病情辨证论治,才能取得良好效果。张老师多年临床经验认为:风寒、风热型面瘫相对于湿热、热毒、虚风内动、气血亏虚型面瘫治愈率高,治疗的时间要短,预后要佳。

2. 面瘫治疗重辨寒热

张老师认为面瘫发病无外乎寒证、热证,治疗重点在于辨明寒热。寒性面瘫,善用针刺、电针、温针灸、温和灸、闪罐等治疗以达温经通络之功。热性面瘫,除常规治疗外,善用刺血罐,配合口服"龙胆泻肝汤"加减以清热泻火解毒。

3. 分期辨证治疗周围性面瘫

张老师认为临床上针对周围性面瘫的不同时期选择正确的辨证施治方法可收到事半功倍的效果,即分期与辨证相结合。分期是在定性、定位诊断之后,根据病程确定分期,即急性期1~15d,恢复期半个月至6个月,后遗症期6个月以后。张老师通过对周围性面瘫病位、病因、病机及分期的认识和深入研究,归纳提炼出符合临床实际且相对稳定的证型,且临床可操作性强,便于临床医生掌握。具体治疗如下:

急性期

面部穴位手法不宜过重,针刺不宜过深,取穴不宜过多。面瘫早期治疗以浅刺、轻刺为主,多取手阳明经穴。不宜使用电针,针刺量不宜过强。肢体远端的腧穴行泻法且手法宜重。发病当日即可采用针灸治疗,可控制病情发展,缩短病程,使患者早日恢复。

风邪入络型

主症:起病突然,口眼歪斜,眼睑闭合不全,伴恶风,无明显寒热表现,面部有蚁行感,面肌跳动,舌质淡,苔薄白,脉浮。

治则:祛风活血通络。

取穴:风池(双)、风门(双)、翳风(患)、地仓(患)、颊车(患)、阳白(患)、四白(患)、合谷(双)、血海(双)、三阴交(双)、太冲(双)。

操作:面部穴位选直径为0.35mm的1寸针灸针,轻浅刺激,深约2~3分;余穴选1.5寸针直刺深约1寸,施以泻法。15min行针1次,留针30min。每日1次,连续治疗5次,休息2d。

拔罐:大椎、风门、膈俞穴拔罐,留罐5~10min。每日1次,连续治疗5次,休息2d。

风寒型

主症:起病突然,口眼歪斜,眼睑闭合不全,伴畏风恶寒,或头痛鼻塞,面肌发紧,肌肉关节酸痛,舌淡红,苔薄白,脉浮紧。

治症:祛风散寒,活血通络。

取穴:风池(双)、翳风(患)、地仓(患)、颊车(患)、阳白(患)、四白(患)、合谷(双)、列缺(双)、血海(双)、太冲(双)。

操作:面部穴位选直径为0.35mm的1寸针灸针,轻浅刺激,深约2~3分;余穴选1.5寸针直刺深约1寸,施以泻法。15min行针1次,留针30min。每日1次,连续治疗5次,休息2d。

艾灸:面部做艾条回旋灸,每次灸15~20min。每日1次,连续治疗5次,休息2d。

风热型

主症:起病骤然,口眼歪斜,头痛面热或发热恶风,心烦口苦,耳后疼痛,口干咽痛,大便干,小便黄,舌尖红,苔薄黄,脉浮数。

治则:疏风清热,活血通络。

取穴:风池(双)、翳风(患)、地仓(患)、颊车(患)、阳白(患)、四白(患)、合谷(双)、尺泽(双)、曲池(双)、血海(双)、太冲(双)。

操作:面部穴位刺法同风寒型,余穴位选直径为 0.35mm 的 1.5寸针灸针直刺,深约 1 寸,行泻法,15min 行针 1 次,留针 30min。每日 1 次,连续治疗 5 次,休息 2d。

刺血:取双侧少商、商阳点刺放血。每穴放血 5~10 滴,每日1 次。

风痰型

主症:突然口眼歪斜,口角流涎,眼睑闭合不全,伴脘闷恶心,面部肿胀,舌质淡红或暗,苔白腻,脉浮滑。

治则:祛风化痰,活血通络。

取穴:风池(双)、翳风(患)、地仓(患)、颊车(患)、阳白(患)、四白(患)、中脘、合谷(双)、血海(双)、丰隆(双)、太冲(双)。

操作:面部穴位刺法同风寒型,余穴位选直径 0.35mm1.5 寸华佗牌针灸针直刺深约 1 寸,行泻法,15min 行针 1 次,留针 30min。每日 1 次,连续治疗 5 次,休息 2d。

湿热热毒型

主症:起病突然,口眼歪斜,耳后疼痛,耳郭红肿发热疼痛,出现疱疹,面部肿胀疼痛,口干,口苦,咽喉肿痛,舌质绛红,苔黄厚或黄腻,脉弦滑或弦数。

治则:清热解毒,除湿通络。

取穴:风池(双)、翳风(患)、地仓(患)、颊车(患)、阳白(患)、四白(患)、外关(双)、合谷(双)、行间(双)、阳陵泉(双)、内庭(双)。

操作:面部穴位刺法同前,肢体穴位选直径为 0.35mm 的 1.5 寸针灸针,直刺深约 1 寸,施以泻法,15min 行针 1 次,留针 30min。每日 1 次,连续治疗 5 次,休息 2d。

刺血:翳风穴点刺放血加拔罐。每次放血 10～20mL,每日或隔日 1 次。

刺络拔罐配合清热利湿针法:①大椎、风门(双)、肺俞(双)、胃俞(双),梅花针叩刺加拔罐,留罐 10min;②针刺中脘、水分、天枢(双)、丰隆(双),采用泻法,留针 30min。

同时配合口服"龙胆泻肝汤"加减,日 1 剂,加用地塞米松磷酸钠注射液 10mg、阿糖腺苷注射液 0.5mg。加入 5% 的葡萄糖注射液或生理盐水 250mL 静滴,连续治疗 3d 后停药。

恢复期

主症:针刺面部穴位可用中等或较强的刺激量,可配合电针治疗。

治则:祛风通络,益气健脾。

取穴:翳风(患)、地仓(患)、颊车(患)、合谷(双)、太冲(双)、足三里(双)、三阴交(双)。

加减:鼻唇沟平坦者,加迎香、禾髎;人中沟歪斜者,加水沟;下唇歪斜者,加承浆、夹承浆;目不能合者,加攒竹、太阳、瞳子髎或申脉、照海;额纹变浅者,加阳白、头维。

操作:面部穴位选直径为 0.35mm 的 1.0～1.5 寸针灸针,平刺或斜刺 0.5～1.0 寸,可于地仓、颊车、阳白、攒竹处加电针,选用疏密波或断续波,中等强度刺激,通电 15min 左右;足三里、三阴交穴采用补法,余穴均采用泻法,15min 行针 1 次,留针 30min。每日 1 次,连续治疗 5 次,休息 2d。

闪罐:取阳白、下关、颧髎、颊车、地仓等穴,每次闪罐 10min。每日 1 次,连续治疗 5 次,休息 2d。

后遗症期

针刺面部穴位刺激量宜轻,少用电针,以防倒错和面肌痉挛。

气血不足型

主症:多见于面瘫日久不愈者。口眼歪斜,面部麻木或有板滞感,面肌萎缩或面肌下垂,伴头晕眼花,面色萎黄,心慌气短,全身乏力,舌质淡,苔薄白,脉细弱。

治则:益气健脾,养血通络。

取穴:①阳白(患)、四白(患)、丝竹空(患)、迎香(患)、颧髎(患)、地仓(患)、下关(患)、牵正(患)、合谷(双)、足三里(双)、三阴交(双)、太冲(双)、太溪(双);②攒竹(患)、瞳子髎(患)、睛明(患)、上迎香(患)、巨髎(患)、口禾髎(患)、夹承浆(患)、颊车(患)、中脘、气海、血海(双)、阴陵泉(双)、阳陵泉(双)、太白(双)。

操作:上述两组穴位交替使用,选直径为0.35mm的1.5寸针灸针,面部穴位施以平刺或斜刺,余穴直刺,进针1寸左右,并可于太阳、下关、颧髎等穴施以温针灸。均用补法或平补平泻法,15min行针1次,留针30min。隔日1次,每周治疗3次。

隔姜灸:取阳白、下关、颧髎、地仓、颊车、气海、关元、足三里等穴。隔日1次,每周治疗3次。

虚风内动型

主症:多见于面瘫日久不愈者。口眼歪斜,面肌瞤动,每于情绪激动或说话时发生口眼抽动,或患者闭目难睁。舌质淡红,少苔,脉弦细或沉细。

治则:养血柔筋,熄风通络。

取穴:阳白(患)、攒竹(患)、瞳子髎(患)、四白(患)、迎香(患)、颧髎(患)、地仓(患)、下关(患)、风池(双)、合谷(双)、血海(双)、阳陵泉(双)、三阴交(双)、太冲(双)。

操作:选直径为0.35mm的1.5寸针灸针,面部穴位施以平刺或斜刺,刺激宜轻,余穴直刺,进针1寸左右。均用补法或平补平泻法,

15min 行针 1 次,留针 30min。隔日 1 次,每周治疗 3 次。

穴位注射:阳白、攒竹、迎香、牵正、水沟、口禾髎、夹承浆、颧髎。每次选上述穴位 2～3 个,用维生素 B_{12} 注射液 500μg(或加维生素 B_1 注射液 100mg)作穴位注射,每穴 0.5～1mL。隔日 1 次,每周治疗 3 次。

4. 面瘫的治疗时机

周围性面瘫针灸的介入时机是影响治疗效果的重要因素。传统的理论认为,周围性面瘫在急性期禁用针灸治疗,我们在针灸门诊接诊的面瘫患者,很大一部分常常是在服药、打针 1～2 周后才来进行针灸治疗。张老师经过几十年治疗周围性面瘫的临床观察得出结论:周围性面瘫针灸治疗的最佳时机是急性期。张老师曾用针灸治疗了大量急性期周围性面瘫患者(发病 1～3d),取得了很好的治疗效果。急性期后(1～2 周)再接受针灸治疗,其疗程延长,疗效降低。亨特面瘫,医患现行的治疗程序,大多为现行抗病毒、干扰素、激素治疗,待耳周红肿、带状疱疹消退后,需要 15～20d,才进行针灸治疗面瘫,绝大部分患者的口眼歪斜恢复较慢,病程较长,留下不同程度的后遗症,有些后遗症甚至终生伴随患者。张老师曾以针灸为主治疗多例急性期亨特氏面瘫患者(发病 1～3d),在 30～40d 口眼歪邪得到纠正,五官端正而治愈。有研究报道,在面瘫急性期介入针灸治疗,(发病 7d 以内),其治愈率为 85.2%,显效率为 10.2%,好转率 4.6%,无效 0,总有效率为 100%。发病 7d 以上介入针灸治疗,其治愈率为 66.7%,显效率为 19.4%,好转率 11.1%,无效 2.8%,总有效率为 97.2%。以上观察均为单侧周围性面瘫。

5. 面瘫的预后

(1)单纯性面瘫疗效最佳,部分患者有自愈的趋势。贝尔氏面瘫次之,亨特氏面瘫疗效较差。从辨证分型看,外感风寒性面瘫、外感风热型面瘫,较湿热热毒型面瘫效果佳。

(2)面神经损伤的平面越低,疗效越好,反之则越差。

（3）从痊愈的时间来看，单纯性面瘫痊愈的时间最短，因人而异，为 10～20d。贝尔氏面瘫较长，为 30～40d；亨特氏面瘫最长，大约在 2 个月以上。

（4）从痊愈的年龄看，各型面瘫的青年、壮年、儿童较老年人恢复快，病程短的较病程长的恢复快，治愈率高。

同时，张老师认为面瘫日久不愈，以虚证为主，一旦出现连带、倒错、面肌痉挛等表现，治疗恢复难度相对增大，属疑难病范畴，常规治疗无法取得满意疗效时，可选用针灸八法之五脏俞加膈俞治疗（具体治疗见"针灸八法"章节），以调理五脏，兼补血、养血、活血，此为张老师临床治疗疑难顽固性面瘫的经验取穴，常可取得令人满意的疗效。

6. 诊治体会

通过长期的临床工作，张老师认为把握周围性面瘫诊治的关键因素应有以下几个方面：①早期的诊断、辨病定位及合理的治疗；②根据患者的机能状态以及疾病发展的规律，采用分期论治；③恰当的治疗方法。所以临床上要做好周围性面瘫的早期准确诊断、合理辨证论治和及时有效治疗，根据病变的部位、性质，合理应用治疗方法和药物，并根据不同患者的机能状态与疾病所处时期采取有针对性的治疗，做到辨病与辨证相结合，完善分期辨证论治体系，以期更好地缩短疗程、减少或避免后遗症的发生。

第三节　头体针结合治疗中风恢复期肢体功能障碍

中风是以猝然昏倒、不省人事、伴发口角歪斜、语言不利而出现半身不遂为主要症状的一类疾病。临床常见患者一侧半身瘫痪、失语、吞咽困难、大小便控制障碍等症状。本病常在一定程度上留有后遗症,发病年龄也逐渐趋向年轻化,是当今社会威胁人类生命及生活质量的重大疾患之一。

在临床治疗中风病时,张老师主要采用头体针结合的治疗方式,头针主要选取健侧"颞三针"(广州中医药大学靳瑞教授创立的"靳三针"),上肢腧穴选用:肩髃、臂臑、曲池、手三里、外关、合谷,手指屈伸不利者加用"八邪";下肢选穴根据患者有无足内翻、足外翻或二者均无,选穴各不相同。足内翻者采用补阳泻阴法,仅针刺阳经穴位,如髀关、风市、阳陵泉、悬钟、申脉、丘墟、解溪等;足外翻者采用补阴泻阳法,仅针刺阴经穴位,如箕门、血海、阴陵泉、阴谷、太溪等;二者均无者,取穴以关节周围为主,以通利关节。

按语:曾有患者赵某,女,62岁,2007年9月8日就诊。主诉:右侧肢体活动不灵2月。头颅CT示左侧基底节区大面积梗死。查体:右侧上下肢肌力2级,右上肢抬肩,屈肘,伸腕,手指功能均受限,右下肢内翻,内旋。按以上办法头体针结合取阳经腧穴治疗半身不遂,经5个疗程治疗后,患者右半身活动功能明显好转。

第四节 临床治疗耳鸣、耳聋的经验

耳鸣、耳聋目前已成为临床又一高发病、常见病,其发病人群广泛,且无年龄与性别之分。考虑与人们日常生活水平提高,且随着生活压力加大,情志不遂,饮食失调,起居失常已成为本病之病因。本病虽经多方治疗,但疗效欠佳,目前已引起广大医务工作者的关注。在多年临床工作中,张老师发现针灸配合强通法治疗本病,疗效显著。

耳鸣是指病人自觉耳内鸣响,如闻蝉声,或如潮声;耳聋是指不同程度的听觉减退,甚至消失。耳鸣常伴有耳聋,耳聋亦可由耳鸣发展而来。二者常伴随发生。

1. 病因病机

《灵枢·邪气脏腑病形》曰："十二经脉，三百六十五络，其气血皆上于面而走空窍，……其别气走于耳而为听"。《灵枢·口问》曰："耳者，宗脉之所聚""足少阳胆经，其支脉，从耳后分出，进入耳中走耳前至目外眦后方""手少阳三焦经，其支脉，从耳后分出，进入耳中走耳前至目外眦、足阳明胃经，……循颊车，上耳前""手太阳小肠经，其支脉，……入耳中"，此外还有"手阳明之别，……入耳合于宗脉，实则聋""手心主之正，别下渊腋三寸……出耳后""足少阳之筋，……循耳后""足阳明之筋，……其支者，从颊结于耳前""足太阳膀胱经，其支脉，从巅分出，向两侧下行至耳上角"。这些经脉、脉络相互交汇循行，将耳窍与全身脏腑连成一个有机整体，脏腑经气、阴液循经滋养耳窍，耳窍得养而聪敏，反之则耳鸣耳聋。根据上述经络，我们可以看出，足少阳胆经、手少阳三焦经、足阳明胃经、手太阳小肠经、手阳明大肠经、手少阴心经、足太阳膀胱经等，其中均以阳经为主，《素问·调经论》曰："形有余则泻其阳经。"

2. 基本治法

张老师认为，根据上述经络特点，过耳经络多以阳经为主，易感受阳邪，阳邪易化热，热扰耳窍，故多见耳鸣；但在临床上，治疗本病仍应注意区分虚实，辨证论治。

（1）实证：青年人常因升学、求职等，生存压力增大，情志不遂，肝气不舒，气郁化火，火性炎上，侵袭耳窍；青春年少，阳热偏盛，易感受热邪，或者外邪入里随体质转化为热邪，热为阳邪，易袭阳位，上侵耳窍；长期进食辛辣刺激食物，伤及脾胃，湿热阻滞中焦，留滞肝胆经络，循经上扰，侵犯耳窍，则发耳鸣。此型耳鸣多以高调耳鸣为主。

（2）虚证：长期饮食不规律、饮食不节、熬夜、晚起等，伤及脾胃，脾失健运，气血不足，痰浊、瘀血内生，后天失养，先天无以充养，气血不荣耳窍，肾精无以填充耳窍，耳窍失养，则发耳鸣。此型耳鸣多以低调耳鸣为主。

青年人多以实、热证为主，老年人多以虚热证为主。治疗上，应以清泻热邪为主，老年人还应注意补虚。常采取针灸配合强通法，刺络放血法为三通法之强通法，以清泻热邪，疏通经络。针刺时常选取局部选穴与远端选穴相配合的方法，局部取穴：听宫、听会、率谷、翳风、颅息、瘈脉、安眠，其中听宫－翳风穴电针（15min，连续波，中国江苏·华佗电子针疗仪 SDZ－V6），于耳尖刺络放血，每次放血量为3~5mL，或者血色由暗红色转淡红色为度，以疏通耳窍，清泻热邪。

按语：跟师门诊曾遇一名耳鸣患者，发病1周，平素工作劳累，烦躁易怒，1周前与人争执后出现右耳耳鸣，休息后无缓解，遂来诊。查体：患者面红，体胖。舌尖红，苔厚腻，脉弦滑。考虑为"实、热证"，除上述耳周穴位常规针刺外，给予患侧耳尖放血，患者当日治疗结束，即感耳鸣减轻，连续治疗6次，病情痊愈。

第五节　刺血疗法的临床应用

刺血疗法是指以三棱针、梅花针、毫针等刺破患者相关的腧穴、病灶、病理反应点或浅表小静脉，放出适量血液来治疗疾病的方法。对部分病症，疗效较好，简便安全，且无副作用。

一、刺血的起源与现代研究

刺血疗法源远流长，最早可追溯到新石器时代，春秋战国成书的《黄帝内经》。晋、宋、元、明等各代均有研究记载发展，这里不再赘述。

现代医学对刺血已有深入研究，实验研究证明，刺血疗法具有降低感染性疾病白细胞总数、中性粒细胞，升高淋巴粒细胞的作用；

也具有扩张血管,增加脑血流量,改善血管弹性的作用及组织缺氧状态,对神经－肌肉生理功能有良好的调节作用;能明显改善局部或全身的微循环功能,去瘀生新,使机体组织细胞和脏腑器官及时得到气血灌注而保持正常的功能;能提高机体的免疫机能,尤其能有效地提高老年期血循环中明显低下的红细胞 C_3b 受体花环率等,从而起到抗衰老的作用;对胃肠运动和消化液的分泌,有明显的调节作用;通过对体温中枢的影响,具有良好的退热作用。

二、刺血疗法的操作方法

(1)络刺:《灵枢·官针》曰:"络刺者,刺小络之血脉也。"适宜于细小浅表动脉或四肢端末梢放血。操作上应迅速刺入放血部位,立即出针,然后用手挤压局部,使之出血,常用于治疗中风昏迷、高热惊厥、中暑、爆喑、喉蛾、爆发火眼等。

(2)赞刺:《灵枢·官针》曰:"赞刺,直入直出,数发针而浅之出血,是谓治痈肿也。"即用三棱针在某一较小的病灶局部多次点刺,使之出血,多用于疗疮疖痈等的放血消肿。

(3)豹文刺:《灵枢·官针》曰:"豹文刺者,左右前后针之,中脉为故,以取经络之血者。"围绕病痛区或红肿处四周直刺、多刺,然后用手轻轻挤压,或用火罐吸拔,使恶血出尽,以消肿痛。适用于疖肿痈疽、瘟毒、痹证、口疮、酒糟鼻等。

(4)大泻刺:《灵枢·官针》曰:"大泻刺者,刺大脓以铍针也。"多用于小眉刀割破脓肿,以排脓消肿,亦可用于割破浅表细小静脉。适用于放血较多者。

(5)毛刺:《灵枢·官针》曰:"毛刺者,刺浮痹于皮肤也。"刺时用梅花针叩打患处,使局部微微出血,亦可使局部皮肤潮红,以充血为度。适用于邪伤表络的皮肤病,如斑秃、顽癣、皮痹等。

三、注意事项

(1)针具及刺血部位应严格消毒,以防感染。

（2）凝血机制差、贫血、素体衰弱者及孕妇不宜用刺血疗法。

（3）三棱针点刺时，动作宜轻快，点刺不宜过深，勿伤大动脉。

（4）梅花针叩刺宜用重叩法，再拔火罐，方能拔出血液，叩刺后如出血较多，则不需拔罐。

（5）刺血及泻法，如病已大减，则不应继续刺血，以免损伤人体正气。

四、临床应用

1.带状疱疹

概述：带状疱疹属中医"蛇丹""缠腰火丹"范畴，俗称蜘蛛疮，是由病毒引起的皮肤病。病因一般为火邪湿毒凝结而成。发病时疱疹呈条状或片状分布，有灼热、疼痛感，沿身体一侧神经走向或肋间神经呈带状分布，发生部位多在胁肋，次在面部、耳部周围等。本病好发于春秋季节，成人多见。

治则：泻火解毒，清热利湿。

刺血方法：①病灶部位常规消毒后，用梅花针从病灶中心向周边轻轻叩刺2~3遍，少量出血；②大椎穴梅花针叩刺出血，用大号火罐闪罐20次左右后固定于大椎穴上10min，使出血量达10mL以上，出血量宁多勿少。每日治疗1次或隔日治疗1次。

按语：张老师常讲，"缠腰火丹"顾名思义，发病初期多为实证、热证，早期疱疹未发待发之时，局部点刺放血，疗效最佳，常可阻断病情进展，1~2次临床治愈。疱疹发出之后，治疗仍应以放血为主，使热随血出，病情缓解。若疱疹迁延日久，病情常为虚实夹杂，不能一味点刺放血，泻实同时加用补虚治疗，以扶助正气，疗效较好。

2.急性扁桃体炎

概述：急性扁桃体炎属中医"急乳蛾""风热乳蛾"范畴，是由风热之邪乘虚入侵，火热邪毒搏结喉核而致，多为实证热证，具有传染性。主要症状为咽痛，吞咽时加剧，常伴有头痛、恶寒发热、全身不适、咽部充血、扁桃体肿大等。本病多见于儿童及青年,春秋季节气温变化时容易发病。

治则:疏风清热,利咽消肿。

刺血方法:①扁桃体肿大处用4~5寸长毫针轻轻点刺出血1~2mL;②大椎穴、双侧肺俞穴用梅花针叩刺出血后拔罐,留罐10min,使出血量达10mL以上;③少商、商阳用三棱针点刺各出血0.5mL。每日治疗1次。

按语:2001年7月6日有位患者孙某,女,28岁,以口干、声音嘶哑、咽喉肿痛3d来诊。虽经口服中西药而不效(中药为西瓜霜含片),后症状无明显改善,遂来我院针灸科找张老师治疗。查体:咽红,扁桃腺Ⅰ度肿大。舌红而干,苔薄黄,脉浮数。中医诊断:咽喉肿痛,辨证:风热袭肺,治则:疏风清热,肃肺利咽。遂用毫针、三棱针分别在扁桃体、少商点刺放血。在肺腧用梅花针扣刺后加拔火罐,并在合谷、曲池常规针刺,留针10min。经治疗1次后,咽喉肿痛已明显好转,用此法治疗3次,咽喉肿痛已告痊愈。

3. 面神经炎

概述:面神经炎属于中医学"口僻""口眼歪斜"等病症范畴。多因风寒、风热等外邪乘虚侵袭阳明、少阳经络,导致经气失和,气血痹阻,经筋失养,面部脉络、肌肉纵缓不收而发病。多数有外感史,早期可见耳后疼痛,继则出现口眼歪斜。检查可见额纹变浅或消失,眼睑闭合障碍,鼻唇沟变浅等。可发生于任何年龄,以20~40岁最为多见。也可发于任何季节,但以冬春两季较多。

治则:疏风通络,调和气血。

刺血方法:①让患者张口,在患侧面颊部黏膜可见或摸到条索状突起,在突起处用三棱针点刺3~5次,流出少量血液;②急性期或耳后疼痛者,用三棱针在患侧翳风穴或风池穴点刺出血并留罐5min;③发病1周内,双侧肺俞穴、肝俞穴用梅花针叩刺出血后拔罐,留罐10min。每日治疗1次或隔日治疗1次。

按语:门诊曾遇一位司机患面神经炎,因单位人员紧缺,无人替班,经口服西药治疗不效,患者心急如焚。接诊立即改用普通针刺配合刺血疗法,除普通针刺外,先用翳风池、肝俞、胃俞、肺俞刺络放血后,经治1疗程痊愈。

4. 坐骨神经痛

概述:坐骨神经痛属于中医学痹证范畴,多因风、寒、湿邪侵袭足太阳、少阳经脉,导致经气阻滞,气血痹阻,不通则痛而发病。主要临床症状为沿坐骨神经通路,即腰、臀、大腿后侧、小腿外侧或后侧、足背等处发生放射性、烧灼样或刀割样疼痛,翻身、弯腰、蹲坐、走路均感到困难。多发生于中老年人,可发于任何季节。

治则:疏风散寒,除湿通络。

刺血方法:①用梅花针沿疼痛部位叩刺出血,并由上而下加拔一排火罐,留罐10min;②疼痛以足太阳经为主者,用三棱针在委中穴点刺出血并加拔火罐,留罐5～10min,出血10～20mL;③疼痛以足少阳经为主者,用三棱针在阳陵泉穴点刺出血3～5滴。急性期每日治疗1次,慢性期隔日治疗1次。

按语:门诊曾遇一男性患者,47岁,腰腿疼痛3d,疼痛难忍,休息后无缓解,来诊。张老师接诊后,沿疼痛位置给予梅花针点刺出血,加拔火罐治疗,患者顿感疼痛减轻,连声道谢,后坚持治疗数次,基本治愈。

5. 中风后失语

概述:中风又名卒中,多由忧思恼怒、饮食不节、恣酒纵欲等引起阴阳失调、脏腑气偏、气血错乱所致。临床表现以猝然昏仆、口眼歪斜、半身不遂、语言障碍为主要特征。中风后失语临床表现为言语困难或语言不流利。多发生于老年人,春季及秋冬季节易发。

治则:利咽开窍,祛痰复语。

刺血方法:①患者取仰卧位,全身放松,张口伸舌,医者用梅花针轻轻均匀地叩刺在舌尖上,以微出血为度;②令患者仰头坐位张口,医者用三棱针在舌下根部和舌下正中之舌系带两侧的静脉上即金津、玉液点刺出血1～2 mL;③头部语言区和哑门穴用梅花针叩刺出血少许。隔日治疗1次。

按语:来我科就诊的患者中,中风患者较多,常伴随语言功能障碍。2011—2012年,采用三棱针于金津、玉液点刺出血放血疗法共治疗中风失语患者56例,其中男性33例,女性24例,患者年龄最大的为81岁,年龄最小的49岁,显效34例,有效22例,无效0例,全部有效。

6. 高热

概述:发热在39℃以上临床上统称为高热,可由很多疾病引起。中医学里常见于外感发热、瘟疫病等过程中。由于病情的轻重不一和先后阶段的演变发展,病理表现上就有卫、气、营、血四者的区别。以体温骤升,身灼热,烦渴,脉数等为主要临床特征。对高热除采取紧急措施外,还应尽快明确诊断,进行病因治疗。必要时当中西医结合救治。

治则:清热解毒退热。

刺血方法:①先将患者双耳郭皮肤揉红搓热,然后用三棱针分别点刺耳穴耳尖、轮1～轮6,用手将穴位稍加挤压,使每个穴位出血3～5滴;②穴位常规消毒后,用三棱针快速刺入少商、商阳、关冲穴位,点刺出血,使每个穴位出血3～5滴;③取大椎穴进行常规消毒,然后用梅花针在局部进行叩刺,由轻到重,逐渐加力,至局部出血数十滴后加拔火罐,留罐10min。每日治疗1次。

按语:单纯以高热于针灸科门诊就诊的患者较少,该法多用于在我科住院期间突发高热,立即给予上述方法治疗,多数患者体温均有明显下降,部分患者放血一次即愈。如反复发热患者,应进一步查明病因,针对病因进一步治疗。

7. 中暑

概述:中暑俗称"发痧",是由于夏季在烈日之下长时间停留或在高温环境中时间过长所致。临床上轻则表现为头痛头昏,身热口渴,胸闷恶心欲吐,烦躁不安等,重者可见猝然晕倒,昏不知人,牙关微急,身热等。中医学认为本病是受暑热或暑湿秽浊之气,致邪热郁蒸,正气耗伤,甚则清窍被蒙,经络之气厥逆不通,而出现神昏痉厥等症。中暑发病多急,必须紧急处理。如果病情危重,出现休克昏迷等情况,则应立即采取中西医结合治疗,迅速进行抢救。

治则:清热解暑。

刺血方法:①取百会、人中、十二井穴,在局部进行常规消毒后,用三棱针迅速点刺,使每个穴位出血3~5滴;②取委中穴络脉,用三棱针点刺出血,然后加拔火罐,留罐5~10min使每个穴位出血3~5滴;③取尺泽穴络脉,然后用止血带将近心端结扎,常规消毒局部,用三棱针点刺,使之出血5~10mL。每日治疗1次。

按语:2012年8月,患者男性,40岁,自诉头晕、恶心欲吐,时有便意。此前曾在太阳下暴晒等公交半小时,随即出现上述症状。张老师考虑当日天气炎热,该患者乃"中暑"之兆,立即给予人中、十二井穴放血治疗,患者顿感精神状态较前好转,次日复诊,症状基本消失。

8.痤疮

概述:痤疮是一种毛囊、皮脂腺的慢性炎症,也是常见且顽固难治的皮肤病,好发于颜面及胸背部,容易并发感染和反复发作。痤疮可形成粉刺、丘疹、脓疱、囊结和结节性皮肤损害,有时可形成瘢痕。痤疮的病因主要是由于青春期体内性激素分泌旺盛,刺激皮脂腺充分发育,分泌物增多,但排泄不畅所致。中医学称之为"肺风""粉刺",是由于过食油腻、辛辣及膏粱厚味导致肺胃积热或肝胆火盛所引起。多发生于青春期男女。

治则:清热泻火解毒。

刺血方法:①患者取侧卧位,常规消毒后用三棱针点刺双侧耳尖和耳背静脉,使每个穴位出血5~10滴;②取大椎、双侧肺俞穴常规消毒后,用三棱针点刺数下,再用闪火法闪罐20次左右后分别固定于穴位上10min,使每个穴位的出血量达10mL;③患者俯卧暴露背部,局部常规消毒后,用梅花针分别叩刺双侧肺俞、膈俞、胃俞穴。叩刺力量由轻到重,至微有血液渗出为止,然后在各穴处拔火罐,留罐10min。每日治疗1次或隔日治疗1次。

按语:痤疮乃临床常见皮肤类疾病,近年来,针灸治疗效果逐渐显现,故来针灸科就诊的痤疮患者逐渐增多,对热毒型患者,张老师常采用放血治疗,效果明显。临床观察45例,年龄最大的37岁,最小的15岁,其中男性24例,女性21例,显效者18例,有效25例,无效2例,总有效率95.5%。

9. 小儿夜啼

概述:小儿夜啼为儿科临床常见病症之一,以小儿睡觉惊惕不安,夜间哭闹不已为主要临床表现。排除生活护理上的原因外,心热、脾寒、惊恐是其主要原因。临床所见以惊恐为多,缘因小儿神气未充,心气怯弱,每闻异声则心神不宁,如不及时治疗,常因惊恐致神气气郁而化热。

治则:安神镇惊,泄热清心。

刺血方法:①常规消毒后用三棱针点刺双侧关冲、少冲、少泽,每穴出血3~5滴;②局部常规消毒后,用梅花针反复叩刺百会、四神聪、神庭,采用轻刺激手法,使局部皮肤潮红、微出血;③患儿取自由舒适体位,两手掌面向上伸平,充分暴露两手四缝穴。避开血管,用三棱针点刺四缝穴,用手挤压使之溢出黄色液体或血液。隔日治疗1次。

按语:2009年9月,一位母亲带着3岁的小儿来我科就诊,诉孩子近半年来,无明显原因,夜间哭闹,常于睡梦中惊醒,白天一切无恙,家属多方就医无效,抱着试试看的态度来诊。张老师随即给予双侧关冲、少冲、少泽穴点刺放血治疗,隔日治疗1次,连续治疗5次后,家属诉孩子夜间休息已有所改善,后继续治疗2个疗程,小儿夜休基本正常。

10. 小儿疳积

概述:小儿疳积为儿科临床常见病和多发病,是由脾胃健运失常所引起的慢性营养障碍性疾病。临床上以腹大、消瘦、毛发焦稀、营养障碍、大便秽臭等为特点。本病初期多见身微发热或午后潮热,喜食香、咸、酸味等物,口干腹膨,便泻秽臭,尿如米泔,烦躁啼哭,厌食;继则积滞内停,肚大脐突,面色萎黄,形体消瘦,肌肤甲错,毛发焦稀;久之则神疲肢软,面㿠气乏等虚败之征象。本病是一种慢性疾患,短时间内难以恢复,需长期坚持治疗。本病多发于10岁以下的儿童。

治则:健脾和胃,化疳消积。

刺血方法:①患儿取舒适体位,由家人抱紧。常规消毒后,避开血管,用三棱针迅速刺入双侧风关穴(位于食指掌指关节横纹稍外方)2~3mm,然后挑断局部少许肌纤维。用双拇指沿患儿食指长轴方向相对挤压挑刺点两旁,使之溢出少量血液;②患儿取自由舒适体位,两手掌面向上伸平,充分暴露两手四缝穴,用三棱针避开血管刺入穴位,深度2~3 mm,然后用手挤压使之溢出黄色液体或血液;③局部常规消毒后,用梅花针沿足太阳膀胱经叩刺,从膈俞、肝俞到脾俞、胃俞,重叩至皮肤发红或微出血时拔罐,留罐5min。每周治疗1~2次。

按语:随着生活条件逐渐改善,人们的生活水平逐渐提高,该病患病人数总体呈现下降趋势。1998年患儿因不思饮食来诊,年约5岁,张老师嘱患者家属抱于胸前,取舒适体位,两手掌掌面向上,消毒后用三棱针于两手四缝穴点刺,挤出淡黄色液体,隔日治疗1次,坚持治疗2个疗程,患者食欲增加,继续治疗3个疗程,饮食接近正常,无明显不适。

11. 麦粒肿

概述:麦粒肿亦称睑腺炎或睑缘疖,为睑缘的皮脂腺或睑板腺的急性化脓性炎症。中医称之为"针眼""眼丹"。病初有痒感及微痛,继之睑缘局部红肿、疼痛和触痛,形成硬结,数日后硬结变软,顶端出现黄色脓点。破溃后流脓,若无继发感染可自愈。重者眼皮红肿,以致不能睁眼,伴有全身发热,耳前或颌下淋巴结肿大等症状。中医学认为本病是因为外感风热毒邪或过食辛辣炙煿,脾胃蕴积热毒,使营卫失和,气血凝滞,热毒上攻,壅阻于眼睑而发病。

治则:清热泻火,解毒消肿。

刺血方法:①常规消毒后用三棱针点刺双侧耳穴眼及耳尖,每穴出血3～5滴;②取大椎、双侧肝俞穴常规消毒后,用三棱针点刺出血,然后加拔火罐,留罐10min,使每个穴位出血量达10mL;③取患侧太阳穴,双目同发者,取双侧太阳穴。用梅花针反复叩刺太阳穴,使局部皮肤潮红、微出血后加拔火罐,留罐5 min,使出血量达3～5 mL。每日治疗1次。

按语:临床观察37例麦粒肿患者,年龄最大的45岁,最小的17岁,其中男性17例,女性20例,使用双侧耳尖点刺放血治疗,均有不同程度改善。1次治愈5例,显效12例,有效19例,无效1例,总有效率为97.2%。该无效患者,经继续治疗,亦有所减轻。

五、诊治体会

张老师在临床上应用刺血疗法治疗疾病,多以病灶部位结合经络辨证配以远端取穴刺血治疗,取得了较满意的疗效。病灶部位刺血有疏通局部经气,调整全身气血的功用。根据经络辨证在远端特效穴刺血,可疏通经络,调理脏腑功能。二者结合,内外兼调,具有良好的效果。

对于初次接受刺血治疗的患者,医者要细致地向他说明道理,帮助他消除顾虑,以取得患者的配合。在刺血疗法中,出血量的多少,直接关系到治疗的效果。其原则是体质好、气血旺盛、新病、阳证、实证、热证者刺血量相对宜大,年老体弱、幼儿、久病、虚证者出血量宜少。另外,应该严格消毒,包括治疗部位和刺血工具的消毒。对有出血倾向、不明原因的肿块、传染病等患者则应慎用或禁用刺血治疗。

第六节 临床治疗疼痛性疾病的经验

1.急性疼痛善用平衡针疗法

平衡针是由北京军区总医院(现中国人民解放军总医院第七医学中心)、全军平衡针治疗培训中心主任王文远教授发明的特色技术。它是在继承传统医学的基础上,吸收现代科学理论而发展起来的一门现代针灸方法,是以中医的心神调控学说和西医的神经调控学说为基础理论,形成的针灸与心理 - 生理 - 社会 - 自然相适应的整体医学调控模式。其技术特色是安全、有效、简便、价廉、突出单穴疗法,以一病一穴,一症一穴为主。

张老师在临床上常常针对急性腰痛、颈痛等疾病选用平衡针治疗,具体如下:

选穴1:腰痛穴(平衡针)

定位:位于前额正中,人为地画一个"十"字,十字交点即为此穴,针刺时以针刺滑车上神经或眶上神经出现的针感为宜。

主治:急性腰扭伤,腰部软组织损伤,椎间盘脱出,强直性脊柱炎,急性腰扭伤,腰肌劳损,坐骨神经痛以及不明原因的各种腰痛。

操作:区域性取穴,中间腰痛针尖向下平刺,右侧腰痛针尖向左平刺,左侧腰痛针尖向右平刺。进针1.5~2寸,以局部性、强化性针感出现的局部酸、麻、胀为主。针感出现即刻出针,整个针刺过程控制在3s以内。

选穴 2：颈痛穴（平衡针）

定位：半握拳，第4、第5掌骨之间，即指掌关节前凹陷处，针刺时以针刺指背神经或指掌侧固有神经出现的针感为宜。

主治：颈部软组织损伤、颈肩综合征。

操作：交叉取穴，右侧疼痛取左侧穴位，左侧疼痛取右侧穴位，双侧疼痛取双侧穴位。上下提插或一步到位针刺手法。平刺，进针1.5~2寸，以局部性、强化性针感出现的局部酸、麻、胀为主，或向上放射。针感出现即刻出针，整个针刺过程控制在3s以内。

张老师根据自身多年临床经验，选用平衡针法治疗上述痛证，其效远远优于其他治疗方法。

2. 慢性疼痛善用病灶局部取穴加经络辨证选穴

（1）颈椎病：局部选用颈夹脊穴、风池，辨证选穴后溪。

（2）腰椎病：病变局部的华佗夹脊穴，辨证选穴加远端的委中、昆仑。

3. 慢性疼痛可酌情加用电针、艾灸及刺血罐疗法。

此节文章中耳穴均用王不留行籽置于 0.5cm×0.5cm 胶布正中，贴于选定穴位上。每周治疗 3 次，每次按压 3~5min，每日按压2~5次，1疗程。

第七节　耳穴疗法的临床应用

耳穴疗法是指通过耳郭诊断和治疗疾病的一种方法，是针灸学的一个重要组成部分，也是中国医学宝库中的一份珍贵遗产。

一、近视眼

1. 概述

近视眼是眼睛的调节功能失常，远处的物体其平行光线结成的焦点在视网膜之前,而在视网膜上所成的像不清晰。

病因:多由使用视力不当,或长时间用眼,近距离工作,或看书时光线不好,或姿势不当,或走路看书,睡觉看书,或看电视、电脑时间过长,或有偏食,或有家族病史等。

祖国医学认为本病与肝、胆、心、肾、有关,如《灵枢》曰:"肝气通于目、肝开窍于目、肝经连目系、肾为肝之母、肝胆互为表里等"。亦有认为本证系心阳衰少,阳不足而阴过盛,以致阳被阴侵,光华发越于近,故称"能近怯远"症。

主要表现:以视远物模糊不清,视近物仍正常为主要特征。根据病情轻重,可分为轻度近视(300度以内),中度近视(300～600度),高度近视(600度以上)。

2. 治疗

耳压选穴:心、肝、肾、眼。配穴:目1、目2、近视1、近视2。

3. 操作

每次主穴必用,加选配穴1～2个,用王不留行籽1粒,置于0.5cm×0.5cm胶布上,贴在选好的耳穴上。3～5d更换1次,5次为1疗程,或将上述耳穴分为甲、乙两组,两组耳穴交替使用。

按语:张老师与刘森亭主任医师一起用上述耳穴贴压疗法共治疗观察142例近视眼患者,其中痊愈57只眼,占21.43%;显效57只眼,占21.43%;有效112只眼,占42.10%;无效40只眼,占15.04%,总有效率为84.96%。

二、色盲

1. 概述

色盲是对颜色失去正常辨认能力的眼部疾患,即色觉障碍。中医称异色症。色盲有先天、后天之分。通常所说的色盲即指先天性色盲。色盲是先天性疾患,祖国医学虽无此病名,但古文献中有记载,如《灵枢·脉度》曰:"肝气通于目,肝和则目能辨五色矣。"《审视瑶函》中谓"视赤如白症",《六科准绳》曰:"视物非本色也……",即现代所说的色盲。

病因:肝肾亏虚,目络气血不和,影响元府功能,以致五色不能辨矣。

临床表现:色盲分3种,丧失红色辨色力者为红色盲,丧失绿色辨色力者为绿色盲,若红绿均不能辨认者称全色盲。病情轻者为色弱,病情严重者为色盲。

2. 治疗

耳压选穴:甲组,眼、脑、肾;乙组,目1,肾上腺、皮质下。

3. 操作

两组穴位交替使用,把医用胶布剪成0.5cm×0.5cm的小方块,置白芥子于胶布中心,贴在经过探针选好的上述耳穴上。患者每日自行按压药籽3~5次,每次5min,3日治疗1次,4次为1个疗程。2个疗程间休息5d,每个疗程结束后用标准色盲图谱复查1次,再进行下1疗程治疗。

按语:1985年刘森亭、张争昌等人曾按上述方案对61例先天性色觉障碍患者进行耳压治疗观察,其中男41例,女20例,年龄最大者15岁,年龄最小者10岁。其中色盲31例,色弱30例。治疗结果为:痊愈25例,显效11例,有效21例,无效2例,加重2例,总有效率为93.44%。

三、急性结膜炎

1. 概述

急性结膜炎是由于细菌或病毒感染而引起的球结膜的急性炎症。俗称"红眼"或"火眼"。本病发病较急,易互相传染,甚至引起广泛流行。中医学认为是由感受风热毒邪,或肝胆火盛,血热上冲所致。临床主要表现为球结膜充血、水肿,双眼红肿,分泌物增多,灼热,畏光,兼有头痛发热等。

2.治则

疏风清热,解毒泻火。

3.治疗

耳压取穴:主穴,眼、目2、肾上腺、三焦、胆、目1。

耳穴加减:外感风热加耳尖(或刺血);肝胆火盛加肝;眼痛而干涩者加肾、神门;大便秘结者加大肠、直肠下段;心火盛者加心、小肠。

4.操作

耳穴常规消毒,取王不留行籽、冰片或牛黄消炎丸1粒,置于0.7cm×0.7cm胶布上,贴于选好的耳穴部位,嘱患者自行按压,每天2~3次,每次5~10min,隔日治疗1次,两耳交替使用。

按语:1988年夏秋季,我国一些地区红眼病流行,张老师不慎被染,两眼红肿,周六晚上回家,正为此发愁时,知心好友刘森亭大夫来家串门,见状后说:"咱俩专门研究耳穴,何不选择耳穴试试?"张老师想到正好家中尚有王不留行,刘大夫即为张老师作了耳压治疗。周日早晨张老师起床后即感双目轻松,周一上班,只见"眼赤"若失。随着红眼病的蔓延,很多病人来我院眼科排队求诊,部分病人见眼科人多为患,便拿着病历到针灸科咨询,张老师接诊,即用耳压治疗,多数病人一次即愈,严重者不超过3次即可痊愈,疗效十分满意。

四、过敏性鼻炎

1.概述

过敏性鼻炎,中医称"鼻鼽",是以突然和反复发作的鼻塞、鼻痒、喷嚏、鼻流清涕为特征的病症。

现代医学称本病为变态反应性鼻炎,为身体对某些过敏原敏感性增高而鼻黏膜出现的异常反应。临床上分"常年性"和"季节性"两种,多见于青年人。

祖国医学早在《素问·玄机原病式》中记载曰:"鼽者,鼻出清涕也。""嚏,鼻中因痒而气喷作于声也。"其病的发生,外因多为感受风寒,异气之邪侵袭鼻窍而致,是病发生与肺、脾、肾有关,肺气虚,卫外不固,风寒异气乘虚而入,或脾气虚,无以充养于肺,肾气虚,摄纳无权,气虚易致肺失宣降,津聚鼻窍,肺气失于温养,阳气易于耗散,上越鼻窍而成鼻鼽。

临床表现:突然发生的,反复发作的鼻塞、鼻痒、喷嚏、流大量清涕。发病迅速,消失也快,发作过后如常态,可兼有嗅觉减退或消失,或有头痛、耳鸣、咳嗽等。

2. 耳穴治疗

耳压取穴:咽喉、内鼻、肺、肾、肾上腺。

耳穴加减:小便黄者加三焦,大便不通加大肠。

操作:耳穴常规消毒,取王不留行籽 1 粒,置于 $0.5cm \times 0.5cm$ 胶布中心,贴于事先选好的耳穴部位,嘱患者每天按压,每天 3~5 次,每次 5~10min,隔日治疗 1 次,两耳交替。

按语:一名 14 岁中学生在家长陪同下来我科门诊咨询,因惧怕疼痛拒绝针灸,于是张老师选择了耳压治疗。1985 年 2 月 4 日开始治疗,2 月 11 日复诊,鼻塞明显减轻,但仍流清涕,连续治疗 3 次,鼻塞症状全部消失。病人及家长均感慨:"没想到这耳压的疗效这么神奇!"

五、三叉神经痛

1. 概述

三叉神经痛即"面痛",是指面部三叉神经分布区内发生的阵发性,灼热样疼痛。本病多发生在一侧面颊,亦有两侧俱痛者,发病年龄 40~60 岁为多,女性多于男性,有原发性、继发性之分。前者与受寒、病毒侵袭或感染及某些传染病有关,后者与眼、鼻、耳等处病变及肿瘤压迫有关。

祖国医学认为本病发生多由风热外袭,经络气血阻滞不通有关,或肝胃郁热,以及阴虚阳亢等,亦有风寒外袭阳明经脉而引起发病。

如《张氏医通》曰:"面痛……不能开口言语,手触之则痛,此足阳明经络受风毒,传入经络,血凝滞而不行"。是对面痛的病因病机极为扼要的描述。

主要表现:三叉神经痛多为突然发作,疼痛多发生在三叉神经分布区内,第一支为眼支,第二支为上颌支,第三支为下颌支,一般二三支同时疼痛较为多见。原发性者呈阵发、刺痛或烧灼痛,一天发作多次(一次持续数秒或 1~2min),亦有长达数月者。在眶上孔、眶下孔、鼻旁、口角、鼻唇沟有压痛点,也叫"激发点",触及面痛即发,且伴有面肌抽动、流泪、流涎等。

2. 耳穴治疗:

主穴:面颊区、心、神门、皮质下、上颌、下颌。

耳穴加减:上支痛加胆、三焦;下支痛加胃或大肠;感受外邪者加耳尖;肝胆实热者加肝、胃、大肠;阴虚阳亢者加肾、肝、三焦。

操作:常规耳郭消毒,探准有关穴位,选 30 号 0.5 寸毫针垂直进针,留针 30min,每 10min 行针 1 次,针单耳,5 次 1 疗程。2 个疗程之间休息 5d。

按语:张老师与刘森亭主任医师协作用上述耳穴方案,针刺耳穴治疗三叉神经痛 38 例,其中男 17 例,女 21 例,年龄最大者 60 岁,最小者 29 岁,痊愈 24 例,显效 12 例,好转 2 例,无效 0 例,全部有效。

六、呃逆

1. 概述

呃逆即膈肌痉挛,是一种不自主的膈肌间歇性收缩而致的疾患。多因空气被突然吸入呼吸道的同时出现声带关闭所引起。正常人吸入冷空气时多见之。亦有如:胃胀满、胃癌、癔症、妊娠、伤寒、痢疾等重症阶段和某些慢性疾病后期而病情转危,亦可见恶病质患者。

祖国医学称本病为哕,俗称打嗝。患者自觉胸膈气逆,其主要是胃气上逆。胃处中焦,以通降为顺,若饮食不节或过食生冷引起胃寒;或过食辛热而胃热;或情志郁结,郁久化热而动肝,肝气横逆犯胃;或久病阳虚,痰湿内阻;或胃阴被灼,虚火上炎等均可致胃气失降,上逆膈、胸,发生呃逆。

临床表现:呃逆连声、短促而频频,严重者可数小时不断,甚则昼夜不停,妨碍说话、咀嚼、呼吸和睡眠,致患者困顿不堪。实证者,呃声洪亮,实证而寒者……脉迟;实证而热者,呃声有力,喜冷饮,肝气犯胃者,多在情绪波动发作;胃阳虚者,伴有肢倦、纳少;胃阴虚者,伴有口干、咽燥,舌绛少苔,脉细数。

2.耳穴治疗

主穴:膈、止呃点、胃、交感。

耳穴加减:烦躁不安者加神门;中风后遗症者加脑干;肝郁气滞者加肝、胆。

操作:病人取坐位或卧位,用75%的酒精消毒耳部,然后用探棒在上述耳穴区按压,找出敏感点,将医用胶布剪成0.6cm×0.6cm大小方块,把压丸王不留行籽置于胶布中心,并贴于上述耳穴,用手按压片刻,直至呃声缓解。

按语:张老师曾遇一位顽固重症呃逆患者,口服西药、中药等治疗均不效。接诊后,张老师按肝胃不和选用针刺治疗(太冲、足三里、内关),治疗似有效,复诊时,在治疗中患者突然发作,呃声频频,声音洪亮,持续不止。随后改用耳穴治疗,留针30min,起针时呃逆减轻,后加肝、胃治疗,7次而愈。

七、小儿蛔虫症

1.概述

小儿蛔虫症包括种类甚多,古人有"九虫"之说,其中以蛔虫病最为多见,蛔虫病是小儿极为多见的肠道寄生虫病。又有"蚘虫""蛕虫""长虫"之称,无论男女老幼均可感染发病,但以儿童发病率最高,特别是广大山区、农村感染较多。

古文献中对此有详细的描述,如《灵枢》曰:"肠中有虫瘕及蛟蛕……心服痛,作痛,肿聚往来上下行,痛有休止,腹热喜渴涎出者,是蛟蛕也"。又《诸病源候·蛔虫候》曰:"蚘虫,九虫内之一虫也,长一尺,亦有长五六寸者。"《幼幼集成》亦曰:"凡腹内有虫,必口馋好甜,或喜食泥土、茶叶、火炭之娄"等。蛔虫病的病因,如《景岳全书》曰:"虫之为病,或由湿热,或由生冷,或由肥甘或由滞腻,皆可生虫,非独湿热已……然以上数者之中,又唯生冷生虫为最。"

临床表现:脐周疼痛,时作时止,时有加剧,或有呕吐,饮食不振,日渐消瘦,大便不调;严重者,面色萎黄,形体消瘦,腹痛时作,呕吐,甚则吐蛔,睡眠不佳,寐时磨牙或爱挖鼻孔,嗜食泥土、茶叶等,面有血斑,下唇出现颗粒样大小血点,或甲床上有点片状白斑点,可腹胀瘦弱,形成蛔疳。舌尖红赤,或有红色赤刺点,或大便蛔虫,或大便镜检有虫卵。

2. 耳穴治疗

主穴:三焦、胆、耳迷根、大肠、交感、皮质下。

操作:局部消毒后,将医用胶布剪成 0.5cm × 0.5cm 大小的方块,把王不留行籽置胶布中心,贴于选好的耳穴上,每周治疗 3 次,左右耳交替,或将上述耳穴分为前三穴、后三穴各一组,两组穴位交替使用。嘱患者每日按压药籽 3 ~ 5 次,每次 5min,隔日治疗 1 次,5 次为 1 疗程。

按语:刘森亭,张争昌等人合作,曾用上述方法治疗小儿蛔虫症 21 例,男 11 例,女 10 例,年龄最大者 11 岁,最小者 7 岁,经耳压排出蛔虫 18 例,无排虫者 3 例,总有效率 85.71%。

第四章　典型医案

第一节　内科病症

一、面瘫

医案1：风热型面瘫（急性期）

马某,女,33岁,2016年4月20日就诊。

主诉:右侧面肌活动无力7d。

病史:7d前,患者午睡后出现右侧面肌活动无力,右侧耳后疼痛,随后出现右侧口眼歪斜,伴右耳有堵塞感,右耳听力下降,就诊于西京医院,经红外线等治疗,上症加重而就诊我科。

查体:右侧额纹浅,右眼闭合无力,右侧鼻唇沟浅,右口角低垂无力,人中沟偏向左侧,鼓腮时右侧口角漏气,右耳后压痛(＋),无味觉改变。舌红,苔薄白,脉浮细数。

中医诊断:面瘫(风热阻络)。

西医诊断:面神经麻痹。

治则:祛风清热,疏经通络。

取穴:局部取穴,阳白(右)、颊车(右)、太阳(右)、下关(右)、地仓(右);辨证取穴,合谷(双)、翳风(右)、风池(双)、曲池(双)、太冲(双)。

操作:常规针刺,面部穴位取平补平泻法,四肢穴位取泻法,每次留针 30min,每 15min 行针 1 次,每周治疗 6d,12 次 1 疗程。除面部常规针刺外,配合翳风穴常规消毒、梅花针重叩,然后加拔火罐,留罐 10min,出血量 10~20mL,隔日 1 次,2 周 1 疗程。

疗效:经治 2 个疗程,痊愈。

按语:面瘫在《灵枢》中称之为"口僻",以单侧发病居多,以口眼向一侧歪斜为主,俗称"吊线风"。中医认为邪"风"为面瘫早期的致病主要因素,致面部筋经纵缓不收,面部口眼歪斜。针灸治疗常以祛风通络、疏调经筋为原则,取穴以手足阳明经穴和足阳明经筋为主。张老师认为使用红外线治疗为热疗法,依据是"寒者热之、热者寒之"的原则,红外线治疗应对风寒型面瘫疗效好。此患者遇热后病状反而加重,故不考虑风寒证,按照风热症治疗,针刺曲池、风池以清热、祛风。配合放血疗法加强清热力度,经调整方案后患者很快痊愈。

医案 2:风寒型面瘫(急性期)

党某,男,34 岁,2015 年 10 月 31 日就诊。

主诉:左侧面肌活动无力 5d。

病史:5d 前患者疲劳、吹空调受凉后出现左侧面肌活动无力而就诊。

查体:左侧额纹浅,左眼闭合无力,左侧鼻唇沟浅,左口角低垂无力,人中沟偏向健侧,鼓腮时患侧口角漏气,左耳后压痛(+)。舌淡,苔薄白,脉浮紧。

中医诊断:面瘫(风寒阻络)。

西医诊断:面神经麻痹。

治则:祛风散寒,疏经通络。

取穴:局部取穴,阳白(左)、颊车(左)、太阳(左)、下关(左)、地仓(左);辨证取穴,合谷(双)、翳风(左)、风池(双)、太冲(双)。

操作:常规针刺,面部穴位取平补平泻法,四肢穴位取泻法,每次留针 30min,每 15min 行针 1 次,每周治疗 6d,12 次 1

疗程。于患侧翳风穴、风池穴、下关穴行艾条温和灸以温经散寒通络。

疗效:经治2个疗程,痊愈。

按语:张老师认为,根据患者病前有劳累、受凉病史,结合脉症,属于典型的风寒证,故治疗上应以温经通络、疏风散寒为主,除面部常规针刺外,配合艾条温和灸以温经、散寒、通络。经上述治疗后,面部症状改善较为理想。

医案3:寒湿阻滞型面瘫(急性期)

陈某,男,49岁,2015年8月22日就诊。

主诉:右侧面肌活动无力2d。

病史:2d前患者开窗吹风受凉,次日晨起起床时发现右侧面肌活动无力而就诊。

查体:形体肥胖,右侧额纹浅,右眼闭合无力,右侧鼻唇沟浅,右口角低垂无力,人中沟偏向健侧,鼓腮时右侧口角漏气,右耳后压痛(-)。舌淡,体胖大,苔白厚腻,脉滑。

中医诊断:面瘫(寒湿阻络)。

西医诊断:面神经麻痹。

治法:温中散寒,健脾除湿,疏经通络。

取穴:局部取穴,阳白(右)、颊车(右)、太阳(右)、下关(右)、地仓(右);辨证取穴,合谷(双)、天枢(双)、水分(双)、滑肉门(双)、足三里(双)、太冲(双)。

操作:面部穴位常规针刺,取平补平泻法,合谷、太冲、天枢、水分、滑肉门取泻法,足三里取补法;每次留针30min,每15min行针1次,配以腹部天枢、神阙、中脘、下脘穴艾盒灸,1d1次,每周治疗6d,12次1疗程。

疗效:经治3个疗程,临床痊愈。

按语:张老师认为,患者素体肥胖,查舌体胖大、苔白厚腻,属痰湿体质,加之吹风受凉,寒湿内侵,阻滞面部,而发面瘫;本案治疗关键在于寒湿阻络,故应以温中散寒、健脾除湿为治疗大法,在常规取穴基础上加天枢、水分、滑肉门利湿,在腹部中脘、下脘、神阙用艾盒温灸以温中健脾,共奏温中散寒、健脾除湿之功效。

医案4:湿热型面瘫(急性期)

王某,女,60岁,2015年10月31日就诊。

主诉:右侧面肌活动无力4d。

病史:4d前患者起床时发现右侧面肌活动无力,伴面红、口干口苦、大便秘结而就诊。

查体:右侧额纹浅,右眼闭合无力,右侧鼻唇沟浅,人中沟偏向健侧,鼓腮时右侧口角漏气,右耳后压痛(+)。舌淡,苔黄腻,脉滑数。

中医诊断:面瘫(湿热阻络)。

西医诊断:面神经麻痹。

治则:清热利湿,疏经通络。

取穴:局部取穴,阳白(右)、颊车(右)、太阳(右)、下关(右)、地仓(右);辨证取穴,合谷(双)、翳风(右)、天枢(双)、水分(双)、滑肉门(双)、阳陵泉(双)、内庭(双)、太冲(双)。

操作:面部穴位取平补平刺法,四肢及躯干穴位取泻法,每次留针30min,每15min行针1次,每周治疗6d,12次1疗程。于双侧耳尖用一次性采血针放血治疗,每侧5~10mL,大椎、肝俞、胆俞穴常规消毒、梅花针重叩,加拔火罐,每次留罐10min,每罐出血量10~20mL,隔日1次,2周1疗程。

疗效:经治3个疗程,基本向愈。

按语:张老师认为本案患者面红、口苦,提示肝胆有热,加之舌苔黄腻,提示湿热内蕴,故清热、除湿乃治疗本病之关键。治疗上除局部取穴外,辨证选取天枢、水分、滑肉门等腹部穴位以清利湿邪,结合阳陵泉、内庭共奏清泻湿热之功。选取耳尖、相应背俞穴放血治疗,再次体现了清热利湿的主题。

医案5：孕期面瘫（急性期）

郑某，女，32岁，2014年01月04日就诊。

主诉：右侧面肌无力1d。

病史：患者目前已经怀孕近6月。今晨起床时发现右侧面部肿胀，右侧耳后疼痛，右眼流泪，吃饭夹食、饮水及刷牙均漏水，遂就诊。患者拒绝药物治疗。

查体：右侧额纹浅，右眼闭合不全，露睛1mm，右侧口角下垂，鼓腮右口角漏气。右侧乳突区压痛（＋＋＋）。舌质淡红，苔薄黄，脉浮滑。

中医诊断：面瘫（风邪阻络）。

西医诊断：面神经麻痹。

治则：疏风解表，疏经通络。

取穴：阳白、太阳、颧髎、下关、地仓、颊车，上述面部穴位取右侧。

操作：常规针刺，面部穴位取平补平泻法，肢体穴位暂不取。每次留针30min，每日治疗1次，12次1疗程。配合翳风穴、风池穴、下关穴温和灸，每日1次，每次30min，12次1疗程。辅以右侧翳风穴放血治疗，隔日1次，每穴放血10～20mL，1周3次。

疗效：半个疗程后患者右侧额纹隐现，右眼闭合不全、右口角下垂、漏气现象均减轻，右耳后压痛（＋）。综上方，经过50余天调治，面部各项阳性体征转阴，面瘫基本痊愈。

按语：张老师认为，妊娠期面瘫，在临床中并不少见，因患者体质特殊，加之药物对胎儿的不确定性，常常使临床大夫束手无策，西医常采取理疗等方法，但临床疗效往往差强人意，多数患者因此常常放弃治疗。本案患者就诊时属面瘫急性期，治疗上，除针刺面部穴位外仍应配合少量肢体穴位，但合谷穴具有滑胎、下胎的作用，故弃之不用；而三阴交、血海等穴虽具有活血祛风等作用，但活血不利于胎儿发育，且有引起流产等可能，不适用于孕妇，故仍不选取此类穴位。临床治疗时，除充分告知患者病情外，在取穴上应选穴少而精,且每穴的选取应精准、得当,手法宜轻;在整体治疗过程中,刺激量的把握也很重要,应以轻浅刺激为主,在保证胎儿健康发育的前提下,方可考虑疗效。放血疗法、电针、闪罐等治疗方法,可根据患者体质状况,酌情选取,可单用亦可联用,根据实际情况灵活处理。

医案6:高血压病伴面瘫(急性期)

高某,女,71岁,2015年2月21日就诊。

主诉:右侧面部活动不灵活2d。

病史:2d前不慎受凉后出现右侧面部发紧伴活动无力,面红,头晕头昏,血压升高,自测血压为180/100mmHg,遂来就诊。既往患高血压病30余年,经服降压药物,血压控制不佳。

查体:测血压:180/100mmHg。面红,右侧额纹浅,右眼闭合无力,右侧鼻唇沟浅,右口角低垂无力,人中沟偏向健侧,鼓腮时右口角漏气,右耳后压痛(+)。舌淡,苔薄白,脉弦数。

中医诊断:面瘫(风寒阻络兼肝阳上亢)。

西医诊断:面神经麻痹。

治则:祛风散寒,疏经通络。

取穴:局部取穴,阳白(右)、颊车(右)、太阳(右)、下关(右)、地仓(右);辨证取穴,合谷(双)、风池(双)、阳陵泉(双)、太冲(双)。

操作:面部穴位取平补平泻法,四肢穴位取泻法,每次留针30min,每15min行针1次,每周治疗6d,12次1疗程。于患侧翳风穴、风池穴、下关穴行艾条温和灸以温经散寒通络。配合耳尖常规消毒,采用一次性采血针放血治疗,隔日1次;于翳风穴、大椎穴常规消毒,以梅花针重叩,然后加拔火罐,留罐10min,出血量10~20mL,隔日1次。

疗效:经治2个疗程,痊愈。

按语:张老师认为,患者既往有高血压,且近期血压控制不佳,此次发病时出现血压升高、面红等症状,属中医肝阳上亢之象,故治疗时除祛风散寒治疗面部活动障碍外,仍需采取耳尖、大椎放血治疗以清泻肝热。太冲、阳陵泉降压,多方配合疗效显著。

医案7:糖尿病伴面瘫(急性期)

庞某,男,69岁,2015年12月3日就诊。

主诉:右侧面肌无力5d。

病史:5d前患者受凉后出现右侧面肌发紧,随即活动无力,伴面红、口干、咽痛而就诊。既往患糖尿病20余年,长期注射胰岛素,血糖控制尚可。

查体:右侧额纹消失,右眼闭合不全,露睛3mm,鼓腮右口角漏气。右侧乳突区压痛(+)。舌质淡红,苔薄黄,脉浮细数。

中医诊断:面瘫(风寒化热)。

西医诊断:面神经麻痹。

治则:祛风清热,疏经通络。

取穴:局部取穴,阳白(右)、太阳(右)、颧髎(右)、下关(右)、地仓(右)、颊车(右);辨证取穴,合谷(双)、足三里(双)、太溪(双)、太冲(双)。

操作:常规针刺,面部穴位取平补平泻法,肢体穴位合谷、太冲取泻法,足三里、太溪取补法,每次留针30min,每日治疗1次,12次1疗程。配合耳尖一次性采血针放血治疗,每穴每次5~10mL,大椎穴刺络放血拔罐,每穴10~20mL,隔日1次,1周3次。

疗效:经治1个疗程后患者右侧额纹隐现,右眼闭目露睛2mm,口角下垂、鼓腮漏气现象均减轻,右耳后压痛(+)。宗上方,经4个疗程调治,面部诸阳性体征转阴,面瘫基本痊愈。

按语:张老师认为,患者患糖尿病多年,属气阴双亏体质,除常规治疗面瘫外,取穴时应加刺足三里、太溪穴益气养阴,调整体质。其面红、口干、咽痛提示风寒入里化热,伤及肺卫,咽为肺之门户,故采取放血疗法以清热利咽,表里兼治。

医案 8:亨特氏面瘫(急性期)

王某,男,69 岁,2015 年 11 月 5 日就诊。

主诉:左侧面肌无力 5d。

病史:5d 前不慎受凉后出现左侧面肌无力,未予重视,今漱口时左口角漏水伴左耳肿胀疼痛,故就诊。

查体:左侧额纹消失,左眼闭合无力,左侧鼻唇沟变浅,左口角低垂无力,人中沟偏向健侧,鼓腮时左口角漏气,左耳后压痛(+)。左侧耳郭肿胀,左耳道内可见米粒样疱疹,触之压痛明显。左耳耳鸣,舌味觉减退。舌淡,苔薄黄,脉浮数。

中医诊断:面瘫(热毒阻络)。

西医诊断:面神经麻痹。

治法:清热解毒,疏经通络。

取穴:局部取穴,头维(左)、阳白(左)、颊车(左)、太阳(左)、下关(左)、地仓(左);辨证取穴,合谷(双)、曲池(双)、内庭(双)、侠溪(双)、太冲。

操作:常规针刺,面部穴位取平补平泻法,四肢穴位取泻法,每次留针 30min,每 15min 行针一次,每周治疗 6d,12 次 1 疗程。张老师特色经验:配合放血疗法,于患侧耳尖常规消毒后,以一次性采血针行放血治疗,每穴 3~5mL;并于患侧翳风穴、大椎穴,常规消毒后,用梅花针重叩,加拔火罐,留罐 10min,出血量约 20mL,隔日 1 次,每周 3 次,2 周 1 疗程。

疗效:经治疗半个疗程,患者面部症状较前明显改善,耳道疱疹结痂脱落,耳孔肿胀消失;经治疗 2 个疗程痊愈。

按语:本案为亨特氏面瘫,属面瘫病中的难治病、疑难病,本案患者出现耳道疱疹、听力异常、味觉改变,结合病史,考虑为风寒入里化热,热毒侵袭面部阳明、少阳经脉而发面瘫,故在治疗上,清热解毒、活血化瘀是治疗关键,于耳尖、大椎、翳风穴放血治疗,以清泻热毒,活血化瘀,促进恢复。

医案9：贝尔氏面瘫（急性期伴耳道堵塞感）

胡某，男，19岁，2015年11月26日就诊。

主诉：右侧面肌无力4d。

病史：4d前患者受凉后出现右侧面肌无力，右耳有堵塞感，伴耳鸣而就诊。

查体：右侧额纹消失，右眼闭合不全，露睛4mm，鼓腮右口角漏气，右侧乳突区压痛（+++）。舌淡红，苔薄白，脉浮紧。

中医诊断：面瘫（风寒阻络）。

西医诊断：面神经麻痹。

治则：解表散寒，疏经通络。

取穴：局部取穴，阳白（右）、太阳（右）、颧髎（右）、下关（右）、地仓（右）、颊车（右）；辨证取穴，合谷（双）、翳风（右）、风池（右）、听宫（右）、太冲（双）。

操作：常规针刺，面部穴位取平补平泻法，肢体穴位取泻法，于下关穴温针灸，每次留针30min，每日治疗1次，12次1疗程。

疗效：经治1个疗程后患者右侧额纹隐现，右眼闭目露睛2mm，口角下垂、鼓腮漏气现象均减轻，右耳后压痛（+）。宗上方，经4个疗程调治，面部诸阳性体征转阴，面瘫基本痊愈。

按语：张老师认为，本案为外感风寒，风寒阻滞阳明筋脉所致，故治疗上应以祛风散寒为主。除常规针刺外加温针灸以温经通络，针对其耳道堵塞感，考虑为风寒痹阻少阳筋脉，局部经气运行不利所致，故加刺听宫穴疏通耳部经气。

医案10：贝尔氏面瘫（急性期伴耳鸣）

高某，男，61岁，2015年11月26日就诊。

主诉：右侧面肌无力3d。

病史：3d前患者受凉后出现右侧面肌无力，伴面红、右耳耳鸣。

查体：面部潮红，右侧额纹消失，右眼闭合不全，露睛3mm，右侧口角下垂，鼓腮右口角漏气，右侧乳突区压痛（+）。舌质淡红，苔薄黄腻,脉浮数。

中医诊断:面瘫(风热阻络)。

西医诊断:面神经麻痹。

治则:祛风清热,疏经通络。

取穴:局部取穴,阳白(右)、太阳(右)、颧髎(右)、下关(右)、地仓(右)、颊车(右),辨证取穴,合谷(双)、侠溪(双)、太冲(双)。

操作:常规针刺,面部穴位取平补平泻法,四肢穴位取泻法,每次留针30min,每日治疗1次,12次1疗程。辅以双侧耳尖放血治疗,每穴每次5~10mL,隔日1次,1周3次。

疗效:经治1个疗程后患者右侧额纹隐现,右眼闭目露睛2mm,口角下垂、鼓腮漏气现象均减轻。宗上方,经4个疗程的调治,面部诸阳性体征转阴,面瘫基本痊愈。

按语:张老师认为,本案亦属于贝尔氏面瘫的一种。患者年老,肝肾渐亏,肾阴不足,虚阳浮越,故见面红;热扰肝胆经脉,耳为肝胆经循行之所过,故出现耳鸣;治疗在常规取穴基础上,加刺太冲、侠溪肝胆经荥穴,配合耳尖放血以清泻肝胆火、止耳鸣,以提高面瘫的治疗效果。

医案11:幼儿面瘫(恢复期)

周某,男,3岁,2016年07月08日就诊。

主诉:左侧口眼歪斜1月左右。

病史:患儿为留守儿童,父母长期在外务工。1月前患儿母亲回家时发现患儿左眼发红、易流泪,且患儿易用手揉眼睛,说话、大笑时左侧口角低垂,且向右侧歪斜,左侧口角流涎。就诊于陕北某医院,无果,前来求诊。

查体:面色少华,左侧额纹浅,左眼闭合不全,露睛2mm,左侧口角下垂伴漏气、漏水,示齿口角明显歪斜。左侧乳突区压痛(-)。舌质淡红,苔黄腻,脉沉细。

中医诊断:面瘫(气虚痰阻)。

西医诊断：面神经麻痹。

治则：益气健脾，化痰除湿，疏经通络。

取穴：局部取穴，头维（左）、太阳（左）、阳白（左）、颧髎（左）、下关（左）、地仓（左）、颊车（左）、承浆、水沟；辨证取穴，合谷（双）、足三里（双）、三阴交（双）、阴陵泉（双）。

操作：常规针刺，面部穴位取平补平泻法，合谷、阴陵泉取泻法，足三里、三阴交取补法；面部穴位交替选取，每次 4～6 穴，每次留针 30min，每日治疗 1 次，12 次 1 疗程。

疗效：宗上方调治 1 个疗程后，患儿额纹较前加深，患眼闭合完全，但口角仍略下垂，有少量漏气漏水，再经过 20d 治疗，患儿面瘫痊愈。

按语：张老师认为，儿童是临床上又一特殊群体，其体质娇嫩，脏腑未充，极易受外邪之侵袭，且由于家属疏于看护而耽误就诊，此案患儿就诊时已无法明确发病时间，从症状、治疗效果上间接推测其为面瘫恢复期，故治疗方案按照恢复期面瘫治疗。但因其年幼、体质差，难以完全配合治疗，故治疗时要求我们要因势利导，在患儿可接受范围内适度地选择合适的治疗方法，循序渐进，早期切不可过于激进，引发患儿的抵触情绪。治疗时在选穴上更应少而精，根据患儿情况，建议面部维持在 4～6 穴，肢体穴位维持在 6 穴左右，刺激量应考虑患儿可接受的程度，酌情给予，避免因刺激量过大引发面部损伤。至于电针、温针灸、面部闪罐、中药熏蒸、隔物灸等治疗方法，可根据患儿情况，酌情选取。患儿为稚阴稚阳之体，治疗时切不可过度补益，而应因势利导。

医案 12：痰热阻络型面瘫（恢复期）

潘某，男，51 岁，2017 年 5 月 8 日初诊。

主诉：左侧面肌无力 3 个月。

病史：3 个月前外出后觉左侧面部僵硬不适，漱口时左口角漏水，伴口干。

查体:面红,左侧额纹消失,左眼闭合困难,流泪,露睛0.5cm,下睑下垂,左侧鼻唇沟平坦,口角下垂,左口角不能鼓起,漏气,左耳耳鸣,舌暗红,苔黄腻,脉沉滑。

中医诊断:面瘫(痰热阻络)。

西医诊断:面神经麻痹。

治则:清热利湿,化痰通络。

取穴:局部取穴,攒竹(左)、太阳(左)、下关(左)、地仓(左);辨证取穴,头维(左)、合谷(右)、丰隆(双)、太冲(双)。

操作:用G6805-1电针仪,头维接电针正极,攒竹接电针负极。下关接电针正极,地仓接电针负极。每次20min,选连续波,留针30min,每10min行针1次。取针后于双侧风池、肝俞、胃俞、肾俞拔罐,留针留罐10min。左侧面部闪罐,以皮肤潮红为度,每日治疗1次,12次为1疗程。

疗效:经1个疗程治疗后,疗效甚微。第2个疗程先在左翳风、下关处常规消毒,用梅花针重叩,加拔火罐,留罐10min,出血量约20mL。起罐后再按以上方案进行治疗,每周放血加拔罐1次。治疗结束后,患者左侧额纹浮现2条,左眼闭合较前自如,流泪止,不露睛,左口角下垂漏气亦好转。宗上方继续治疗,患者双侧额纹对称,左眼闭合自如,唯左口角微无力。3月后电话随访,患者诉已基本痊愈,无需再治疗。

按语:张老师先用治疗面神经麻痹的常规方法疗效不佳,再三斟酌思考,患者痰热阻络、瘀血阻滞才是久病不愈的关键。故每次于患侧翳风、下关穴处放血,疏调局部经络气血,活血通络,患者顿感面部僵硬感减轻,肌肉松弛。此时针刺患侧下关等穴进针阻力明显减小,瘀血除,痰热清,经络通,病遂愈。

医案13:复发性面瘫(恢复期)

马某,男,34岁,2015年12月29日就诊。

主诉:右侧面肌无力68d。

病史:68d前患者饮酒后出现右侧面肌无力,随后右侧口眼歪斜,曾多次于私人诊所贴膏药治疗,略好转,现为求正规治疗就诊。既往14年前曾患右侧面瘫,经治痊愈。

查体:面色少华,右侧额纹微现,右眼闭合无力,右侧鼻唇沟浅,右口角低垂,人中沟偏向健侧,鼓腮时右口角无漏气,右耳后压痛(-)。舌质淡,伴胖大,边有齿痕,苔白腻,脉细滑。

中医诊断:面瘫(气虚痰阻)。

西医诊断:面神经麻痹。

治则:益气健脾,化痰除湿,疏经通络。

取穴:局部取穴,头维(右)、攒竹(右)、阳白(右)、颊车(右)、太阳(右)、下关(右)、地仓(右)、承浆、水沟;辨证取穴,合谷(双)、天枢(双)、滑肉门(双)、水分(双)、足三里(双)、三阴交(双)。

操作:常规针刺,承浆、水沟针尖指向患侧,面部穴位取平补平泻法,除足三里用补法外,余四肢穴位均取泻法。用G6805-1电针仪,头维接电针正极,攒竹接电针负极。下关接电针正极(配温针灸),地仓接电针负极。每次20min,选连续波,每日治疗1次,12次为1疗程。

疗效:第1个疗程治疗结束后,效甚微。经治5个疗程,患者面部症状改善约90%,临床向愈。

按语:张老师认为,本案患者为二次面瘫,病程较久,且病前饮酒这也体现了"湿性黏滞"的特点,故治疗上需时较长,针刺腹部穴位天枢、水分、滑肉门以利湿,配合足三里穴以健脾。本案治疗时间久,需患者耐心配合,坚持治疗,方可取得佳效。

医案14:糖尿病伴面瘫(恢复期)

张某,男,55岁,2018年5月27日就诊。

主诉:右侧口眼歪斜1月。

病史:1月前患者外出饮酒后自觉右侧面部不适、头痛、舌麻,次日晨起时出现右侧口眼歪斜,曾就诊西医,经治疗1月,患者面部症

状较前略有改善,但效不佳,遂就诊于我院。就诊时症见:右侧口眼
歪斜,右侧面部肿胀,右眼闭合不全,说话时口角向左侧歪斜,自觉
乏力。既往患糖尿病 10 余年,现皮下注射诺和灵 30R,早 16 单位,
晚 14 单位,血糖控制正常。

查体:右侧面部肿胀,右侧额纹消失,右眼闭合不全,露睛 3mm,
右眼下睑下垂,右侧鼻唇沟平坦,口角下垂,右口角鼓腮漏气,右耳
后乳突区压痛(+)。舌暗红,苔白厚腻,舌下络脉迂曲,脉沉滑。

中医诊断:面瘫(气虚痰瘀内阻)。

西医诊断:面神经麻痹(恢复期)。

治则:益气健脾,化痰除湿,活血通络。

取穴:局部取穴,头维(右)、攒竹(右)、太阳(右)、下关(右)、地
仓(右)、颊车(右);辨证取穴,合谷(左)、足三里(双)、三阴交(双)、
丰隆(双)、血海(双)。

操作:常规针刺上述穴位,面部穴位平补平泻,足三里、三阴交
用补法,丰降、面海用泻法。配合电针治疗,用 G6805 - 1 电针仪,
头维接电针正极,攒竹接电针负极。下关接电针正极(配温针灸),
地仓接电针负极。每次 20min,选连续波,每日 1 次。配合面部闪
罐 1 次/d。12 次为 1 疗程。

疗效:经治 1 疗程后,患者面部症状改善不著。监测全天血糖显
示患者空腹及三餐后血糖偏高,随即调整胰岛素用量(早 20 单位,
晚 16 单位)后患者血糖降至正常,空腹、睡前均小于 6.1mmoL/L,三
餐后血糖均在 8.0 ~ 11.0mmoL/L 间。宗上方,于阳白、地仓、翳风、
牵正穴放血拔罐,每周 3 次,经过 4 个疗程的调治,患者上述面瘫症
状逐渐好转,基本痊愈。

按语:张老师说,患者就诊时病程已 1 月,处于面瘫恢复期,经常
规治疗 1 疗程后,面部症状改善不大。此时关注到患者既往有糖尿
病,且有胰岛素注射史,会不会是血糖的问题从而影响到疗效?经
监测血糖并调整胰岛素用量,使血糖达到正常后,患者面部症状较

前有了明显改善。提示我们在处理主病面瘫时,应注意合并症糖尿病的处理,遇到问题应善于查找原因,这正体现了中医的整体观念。

医案15:气虚血瘀型面瘫(恢复期)

齐某,女,33岁,2015年10月18日就诊。

主诉:右侧面肌活动无力3月。

病史:3月前患者起床时发现右侧面肌活动无力,经多方求诊无效,遂来我院就诊。现症见:右口角下垂,鼓腮漏气,右眼闭合无力,流泪,全身乏力,纳眠可,二便调。

查体:右侧额纹变浅,右眼闭合无力,右侧鼻唇沟浅,人中沟偏向健侧,鼓腮时右侧口角漏气,右侧口角低垂,右耳后压痛(-)。舌质暗,体胖大,苔薄白,舌下络脉迂曲,脉沉细。

中医诊断:面瘫(气虚血瘀,经脉阻滞)。

西医诊断:面神经麻痹。

治则:益气活血,疏经通络。

取穴:局部取穴,阳白(右)、颊车(右)、太阳(右)、下关(右)、地仓(右)、承浆、水沟;辨证取穴,合谷(左)、足三里(双)、三阴交(双)。

操作:面部穴位平补平泻,三阴交取泻法,足三里用补法;水沟、承浆针尖朝向患侧。常规针刺,每次留针30min,每15min行针1次,每日1次,每周治疗6d,2周1疗程。

疗效:经治5个疗程,基本向愈。

按语:本案患者病程较久,前期失治误治,致使病程延误至今,久病耗气,气虚血瘀乃本病治疗的关键。治疗上应以补益气血、活血化瘀为主。故除常规针刺外,选取足三里、三阴交以补气活血化瘀。

医案16:面瘫后遗症期

白某,女,46岁,2019年3月9日初诊。

主诉:右侧面部不适伴活动不灵20年。

病史:患者1998年去海南工作,由于天气炎热而用冷水洗浴,加之劳倦过度,遂致右侧面瘫。发病后曾在多家医院治疗,稍有好转,自觉乏力。

查体:右侧额纹变浅,右眼闭合不全,露睛 0.3cm。右鼻唇沟平坦,右口角下垂,右耳后无压痛。舌淡红,苔薄白,脉沉弱。

中医诊断:面瘫(气血不足、经络阻滞)。

西医诊断:面神经炎后遗症期。

治则:补益气血,疏经通络。

取穴:局部取穴,百会、头维(右)、攒竹(右)、太阳(右)、下关(右)、地仓透颊车(右)、口禾髎(右)、夹承浆(右);辨证取穴,合谷(左)、足三里(双)、三阴交(双)、太冲(双)。

操作:采用 G6805 – 1 电针仪。头维接电针正极,攒竹接电针负极。下关接电针正极(配温针灸),地仓接电针负极。每次 20min,选连续波。肢体穴位继续留针,右侧面部起针,继续按原处方针刺左侧面部腧穴,留针 20min。每 10min 行针 1 次。双侧风池、肝俞、胃俞拔罐,留罐 10min。在右侧面部闪罐 20 次。隔日治疗 1 次,2 周为 1 疗程。

疗效:第 1 个疗程结束后,患侧原变浅的额纹加深。右眼已基本闭合,不露睛,右侧鼻唇沟较前变深,右口角下垂好转,但仍觉右眼不适,眼睑无力。休息 1 周,宗上方继续治疗,患者表情肌在静止状态下已基本对称,在大笑和鼓腮检查时,仍见右口角较左口角力量稍差。第 3 个疗程治疗结束后,患者在说话或大笑时已无不适感,面瘫痊愈。

按语:该患者已有 20 年的面瘫病史,针灸治疗面瘫的常规方法已难以取效。张老师根据《素问·阴阳应象大论》中"以左治右,以右治左"的理论,采用先针患侧,后针健侧的方法进行治疗。在针灸组方上多方位选穴,面部、背部、四肢穴位相结合,定罐、闪罐、艾灸、电针联合使用,头维、攒竹、太阳、下关、地仓透颊车、口禾髎、夹承浆。头维接电针正极,攒竹接电针负极,下关接正极,地仓接电针负极,有兴奋面部神经肌肉的作用。患侧面部闪罐有活血通络作用。

肝开窍于目,胃经起于面部,下循鼻外,环唇夹口,足三里、三阴交、太冲、肝俞、胃俞合用有补益调和肝胃之功。针刺诸穴既可促进局部气血运行,疏通经脉,又可调节诸经脉气血,使之充和条达,脏腑经筋得养。同时温针灸可以温通经脉,使局部皮肤充血,毛细血管扩张,增强局部的血液循环与淋巴循环,营养神经,改善面肌功能,促进炎症和血肿等病理产物消散吸收。温针灸配合定罐、闪罐、艾灸、电针联合使用,可以消除面神经水肿,减轻髓鞘或轴突的变性,提高肌肉力量,促进患者面肌功能的恢复,从而减轻症状,达到痊愈的目的。故面部经络通,气血和,面瘫愈。

医案17:面瘫后遗症期合并糖尿病、脑梗死

雷某,女,65岁,退休职工,于2012年6月就诊。

主诉:左侧口眼歪斜2年。

病史:患者发病前曾有感冒病史,后出现左侧口眼歪斜,多方经治,效差。既往患糖尿病、脑梗死15年,现长期口服降糖药物,血糖控制基本正常,脑梗死未遗留明显后遗症状。

查体:患者面部肿胀,面色少华,左侧面部下垂,舌质淡,体胖大,苔薄白,脉沉细。

中医诊断:面瘫(气血不足,经络阻滞)。

西医诊断:面神经炎后遗症期。

治则:补益气血,疏经通络。

取穴:局部取穴,百会、头维(左)、攒竹(左)、太阳(左)、下关(左)、地仓透颊车(左)、口禾髎(左)、夹承浆(左);辨证取穴,合谷(右)、足三里(双)、三阴交(双)、太冲(双)。

操作:采用G6805-1电针仪。头维接电针正极,攒竹接电针负极。下关接电针正极(配温针灸),地仓接电针负极。每次20min,选连续波。肢体穴位的针继续留针,左侧面部起针,继续按原处方针刺右侧面部腧穴,再留针20min。每10min行针1次。双侧风池,肝俞、胃俞拔罐,留罐10min。于左侧面部闪罐20次。隔日治疗1次,

2 周为 1 疗程。

疗效:上述方案治疗 3 个疗程,症状无显著变化,收效甚微。应患者要求继续治疗,调整治疗方案,采取针刺五脏俞加膈俞穴,肺俞穴、脾俞穴、肝俞穴、心俞穴、肾俞穴用补法,佐以膈俞穴用泻法,每次留针 30min,1 次/d,辅以艾条温和灸,又治疗 3 个疗程,患者面部症状明显改善,后宗上方继续治疗 3 个疗程,双侧额纹对称,双目闭合完全,口角对称,诸症痊愈。

按语:周围性面瘫的病因病机主要是风寒侵袭或风热上扰一侧面部,夹痰夹湿夹瘀,阻滞一侧面部阳明经脉,使得阳明经筋迟缓不用,导致口角歪斜;阻滞一侧额部太阳经脉,使得太阳经筋迟缓不用,导致不能闭眼。张老师接诊本病例后,忆起金针王乐亭治疗疑难杂症时常采取针刺五脏俞加膈俞穴的治疗方法,与此类似。本病患者年老,脏腑渐亏,脾胃为后天之本,脾失健运,脏腑失于濡养,则脏腑诸功能失调,如能调理五脏气机,五脏功能得以恢复,气血生化有源,气血运行顺畅,则不受邪。故本病治疗以补益脏腑,活血通络为治则,针刺背腧穴,健运五脏,使气血生化有源,气血运行顺畅,邪出病愈。

二、中风

医案 1:下肢外旋外翻型

程某,男,56 岁,2018 年 4 月 8 日初诊。

主诉:右侧上下肢活动不便 3 月。

病史:3 月前因中风病在我院脑病科住院治疗,遗留右侧上下肢活动不便。

查体:测血压示血压为 140/90mmHg,患者神志清,语言流利,右上肢肌力Ⅲ级,不能抬肩、屈肘,右手不能握物。右下肢肌力Ⅲ级,伴外旋外翻。舌质暗,体胖大,苔薄白,脉沉细。头颅 CT 检查示:脑梗死。

中医诊断:中风-中经络(气虚血瘀)。

西医诊断:脑梗死。

治则:补气活血,疏通经络。

取穴:颞三针(左)、肩髃(右)、手三里(右)、合谷(右)、内髀关(右)、血海(右)、阴陵泉(右)、漏谷(右)、三阴交(右)、太溪(右)、公孙(右)、隐白(右)。

操作:用 G6805-1 电针仪,肩髃接电针正极,手三里接电针负极。内髀关接电针正极,阴陵泉接电针负极。每次 20min,选连续波。辅以患足穿纠偏鞋,隔日治疗 1 次,2 周为 1 疗程。

疗效:第 1 个疗程后,患者右侧上下肢肌力均有明显提高,右上肢抬肩约 60°,右下肢直腿抬高约 70°,其外翻外旋距床面约 30°;治疗 2 个疗程后,其右侧肌力达到 4 级,右肩抬高约 90°,屈肘约 80°,右下肢抬高约 85°,其右下肢外翻外旋距床面约 80°,用力后接近 90°。其行走步态及自然程度均明显好转。第 3 个疗程后右侧肌力接近 5 级,右侧上肢抬肩约 120°,屈肘约 90°。2009 年 1 月电话随访,患者病情稳定。

按语:针刺在治疗中风病上具有独到之处,已得到国际公认,必须重视的是,要牢牢抓住中风病的病机要点辨证取穴。中风病偏瘫患者的针灸治疗,古今学者多主张在阳经取穴,但其临床疗效因人因病差异较大。在30 余年的针灸实践中张老师发现下肢外翻外旋的偏瘫患者,采用患肢阴经取穴疗效好于阳经取穴,反之亦然。临床进一步观察,张老师发现中风患者痉挛性偏瘫肌张力增高程度在各肌群不相一致,因而病人下肢有内翻内旋与外翻外旋之不同,这是阴阳失调引起的,内翻内旋属阳缓阴急,外翻外旋属阴缓阳急,出现外翻属于阴缓阳急之表现,取健侧穴颞三针和患侧肩髃、手三里、合谷、内髀关、血海、阴陵泉、漏谷、三阴交、太溪、公孙、隐白,进行针刺并给予电针刺激,辅以患足穿纠偏鞋,可增大局部血液流量,缓解缺血组织给养,促进组织新陈代谢,调节神经反射功能,有改善脑梗死及患肢阴缓阳急的功效,从而使患肢阴缓阳急状况得到改善,阴阳平衡,外翻即可纠正。

医案2:下肢内旋内翻型

赵某,女,62岁,2017年9月8日就诊。

主诉:右侧肢体活动不灵2月。

病史:2月前突感右侧肢体发软无力,在当地医院就诊,头颅CT示:左侧基底节区大面积梗死,经治疗好转出院。

查体:神志清,右上肢抬肩、屈肘、伸腕、手指活动功能均受限,右下肢内翻、内旋。舌暗红,苔薄,脉弱。

中医诊断:中风－中经络(络脉空虚,瘀血内阻)。

西医诊断:脑梗死恢复期。

治则:补气活血。

取穴:头针:颞三针(左);体针:右上肢肩髃、肩髎、肩前、天宗、秉风、曲池、手三里、手五里、天井、阳溪、合谷、八邪。右下肢:髀关、风市、梁丘、足三里、悬钟、解溪、丘墟。

操作:上述穴位,常规针刺,用平补平泻手法,10min行针1次,加用G6805电针机,上肢肩髃－手三里接电极一组,下肢髀关－丘墟接电极一组,选连续波,通电15min,留针30min,起针后于肩周、髋部拔罐,留罐10min,隔日治疗1次,10次为1疗程。疗程间休息7d。配合中药汤剂,方选补阳还五汤加减,赤芍12g,川芎12g,当归15g,地龙12g,黄芪90g,桃仁9g,红花9g,太子参15g,丝瓜络9g。每日1剂,早晚150mL空腹服。

疗效:经5个疗程的治疗后,患者右半身活动功能明显好转。

按语:中风病是临床常见病、多发病,它与心脏病、恶性肿瘤构成人类三大致死主要病因,具有高发病率、高致残率、高死亡率的特征。在中风病的治疗上,古今学者多主张在阳经取穴,但验之临床,其疗效因人因病差异较大。张老师认为,出现内翻内旋属于阳缓阴急之表现,取健侧颞三针和患侧肩髃、手三里、合谷、髀关、风市、梁丘、足三里、悬钟、解溪、丘墟,进行针刺并给予电针刺激,辅以患足穿纠偏鞋,有改善患肢阳缓阴急的作用,并对功能低下的神经组织有兴奋作用,患肢阳缓阴急状况得到改善,内翻即可纠正。

医案 3：下肢无明显歪斜型

王某,男,85 岁,2017 年 9 月 18 日就诊。

主诉:左侧肢体活动不灵 1 月余。

病史:1 月余前患者出现左侧肢体活动不灵,随即由 120 送往医院就诊,测血压为 180/120mmHg,头颅 CT 示右侧基底节区脑出血10mL,经保守治疗 1 月余,现患者神志清,左侧肢体活动不灵。既往有慢性支气管炎病史 40 余年。

查体:左上肢抬肩、屈肘、伸腕、手指功能均受限,左下肢无明显内翻内旋及外翻外旋。舌暗红,苔白厚腻,脉弦滑。

中医诊断:中风 – 中经络(气虚血瘀兼痰阻)。

西医诊断:脑出血恢复期。

治则:益气活血,健脾化痰。

取穴:头针:颞三针(右)。左上肢取穴:肩髃、肩髎、肩前、曲池、尺泽、天井、少海、小海、阳溪、阳池、八邪;左下肢取穴:髀关、膝眼、膝关、阳陵泉、血海、梁丘、解溪、昆仑、太溪、八风。

操作:常规针刺,上述穴位,用平补平泻手法,10min 行针一次,加用 G6805 电针机,上肢肩髃 – 手三里接电极一组,下肢内髀关 – 阳陵泉接电极一组,选连续波,通电 15min,留针 30min,起针后于肩周,髋部拔罐,留罐 10min,隔日治疗 1 次,10 次为 1 个疗程。疗程间休息 7d。

疗效:宗上方,经治疗 3 个疗程,患者左侧肢体活动较前明显改善,左侧肢体肌力 4 级,左手握力 2 级。经治疗 6 个疗程,患者可自行行走,但步态欠平稳,左手可做简单的洗脸、穿衣、吃饭等动作。

按语:中风病虽是临床常见病,但细细观察,其临床表现各有不同,以肢体活动障碍为例,仅从平卧位时下肢的姿势就可粗略分为外翻外旋、内翻内旋和不翻不旋3种。本案患者下肢无明显的翻与旋,如采取单纯针刺阳经或者针刺阴经穴位,势必造成阴阳经经气不平衡的状态,从而间接造成肢体的偏与旋。临床上应怎么治疗,常常困扰大家。张老师提出,针刺关节局部,在关节局部取穴,可以很好地解决此问题。张老师在临床中,上肢常选取肩关节、肘关节、腕关节、指关节诸穴;下肢常选取髋关节、膝关节、踝关节、趾关节诸穴,临床疗效显著。如手指拘挛、不能伸展者,以取腕关节局部阳经的俞穴为主,如内关、臂中穴,针尖方向向下,针感以向手掌放散为宜;如腕关节下垂、手指不能握拳者,以取腕关节局部阴经的俞穴为主,如阳溪、外关,辅以温针灸或电针;以肘部功能障碍为主者,如屈肘不能或无力时,以取肘关节阴经的俞穴为主,如尺泽、曲泽(弛缓型);如肘关节不能伸开,以取肘关节阳经的俞穴为主,如天井、消泺(痉挛型);以膝关节功能障碍为主者,如膝关节萎软无力,以取膝关节周围俞穴为主,如阳陵泉、梁丘、曲泉、迈步、膝关等(弛缓型);膝关节屈曲不能或无力,如委中、委阳、合阳、殷门、承山等。可酌情配合电针、拔罐等治疗。

医案4:中风失语合并假性球麻痹

白某,男,60岁,2017年3月14日就诊。

主诉:言语不利1月余。

病史:1月余前患者劳累后出现言语含糊,查头颅CT示:脑干梗死。

查体:神志清,精神差,言语不利,表达不清,流涎,咽中有痰,咳吐不出,饮食不畅,咀嚼功能受限,舌体厚,活动受限,不能上翘,不能左右活动,咽反射严重减退,四肢肌力、肌张力正常,腱反射(++),病理征未引出,躯干及四肢深浅感觉正常。舌质暗,舌苔白厚腻,脉弦滑。

中医诊断:中风-中经络(气虚痰阻)。

西医诊断:脑干梗死恢复期。

治则:益气健脾,化痰通络。

取穴:哑门、廉泉、金津、玉液、风池(双)、通里(双)。本法主要针对中风后失语,取其利咽开窍、醒脑复语之意。

操作:哑门穴,向下颌方向缓慢刺入1.5寸,边刺边询问患者感觉,如针下有抵挡感或者有触电感,则不可进针,一般针刺1.5寸,速刺不留针;廉泉穴,针尖从廉泉穴向上刺向咽喉部、舌根处,以局部有酸麻抽胀感为宜,速刺不留针,或者点刺出血;通里穴,直刺0.5~1.0寸,局部出现酸麻胀感,捻转泻法,每次留针30min,每日1次,10次1疗程。疗程间休息7d。

疗效:经治疗6个疗程,患者言语略含糊,基本不影响交流。舌体前部厚薄程度已恢复正常,舌体后部仍厚重,咽反射灵敏,舌体可上翘,左右活动受限,饮食顺畅。病情减轻,向愈。

按语:中风失语合并假性球麻痹是临床上常见的一组症状,张老师对中风失语者,强调除按经络脏腑辨证治疗外,常选取醒脑复语针法加颈三针作为主要的治疗方案。哑门属督脉,为督脉、阳维脉交会穴,具有开瘖治哑的作用,哑门入系舌本,穴下深部是延髓。喑哑失语多与延髓、喉、舌的机能障碍有关,哑门穴是治疗喑哑失语的常用穴;廉泉穴为任脉穴位,为任脉、阴维脉的交会穴,具有清利咽喉、通利舌络、消散壅滞的功效,适于治疗舌肌、咽喉、会厌功能失常的喑哑失语。金津、玉液为经外奇穴,具有通调舌络的作用,善治舌强语謇;通里穴,手少阴心经穴,具有清心火、安心神、通心络、开心窍、调舌络、补心气、养心血的功效;诸穴合用,共奏清利咽喉、开宣音窍、醒脑复语、益脑增音、通调舌络的功效。金津、玉液穴刺络放血,采用注射器5号针头,速刺不留针,出血量宜多,加刺颈三针(哑门、双侧风池穴),仍采取速刺不留针法。哑门穴,向下颌方向缓慢刺入1.5寸,边刺边询问患者感觉,如针下有抵挡感或者有触电感,则不可进针,一般针刺深度为1.5寸;风池穴深刺2.0寸,针尖指向对侧眼球,至患者自觉有眼睛发亮为度。哑门穴为临床常用的治疗中风失语的穴位,但教科书上,哑门穴针刺深度只有0.5寸,张老师在临症中常常针刺深至1.5寸,临床治疗中风失语疗效显著。张老师认为,针刺深度也是确立临床疗效的又一重点,临症时应做到胆大心细,在熟练掌握西医解剖学基础上,应探索不同针刺深度对临床治疗效果的不同影响。同时张老师指出:针对假性球麻痹、吞咽困难的患者,长针深刺喉三针(廉泉、双侧夹廉泉,针尖指向舌根部)、风池、翳风穴(向喉结深刺2寸),加咽后壁点刺放血,临床疗效确切。

医案5:偏身肢体麻木

张某,女,45岁,2016年12月01日就诊。

主诉:左侧肢体偏身麻木1月余。

病史:1月余前患者出现左侧肢体活动无力、左半身麻木,查头颅CT示:右侧半卵圆中心脑梗死,测血压:140/80mmHg,经治疗1月余,患者肢体功能基本恢复,但麻木症状无缓解,独自行走欠平稳。

查体:血压:130/85mmHg,神志清,语言流利,左侧中枢性面瘫(+)。左侧肢体肌力Ⅳ级,左手握力Ⅲ级,左侧肌张力(++),腱反射(++),病理征(+),无髌阵挛及踝阵挛,左侧浅感觉减退,深感觉正常。舌暗红,苔薄白,舌下络脉迂曲,脉弦细涩。

中医诊断:中风中经络(气虚血瘀)。

西医诊断:脑梗死恢复期。

治则:益气活血,疏经通络。

取穴:头针,颞三针(右)。上肢取穴,左侧:肩髃、肩髎、曲池、手三里、外关、合谷、八邪;下肢取穴,(左)髀关、伏兔、血海、梁丘、足三里、阳陵泉、阴陵泉、悬钟、解溪、丘墟、八风。

操作:常规针刺上述穴位,均用平补平泻法配合电针,上肢肩髃-手三里接电极一组,下肢髀关-阳陵泉接电极一组,选连续波,通电15~30min,每次留针30min,起针后于肩周、髋部拔罐,留罐10min,隔日治疗1次,10次为1个疗程,疗程间休息7d,再进行下一个疗程的治疗。于十宣穴放血治疗以疏经通络,1周2~3次。

疗效:经治疗6个疗程,患者可独自平稳行走,生活基本自理,肢体麻木基本消失。

按语:肢体麻木亦是中风患者常见的伴发症状,临床针对此症状常无良方,临床常流传的一句话是"宁治疼痛,不治麻木",可见其麻木症状之难治疗。张老师认为对于肢体麻木、感觉减退、憋胀等感觉异常的中风患者,选取十宣穴放血,可以有效疏通肢体的血液循环,改善肢体的感觉异常,缓解肢体麻木、憋胀感。其放血量一般控制在每个手指2~3mL,1~2次/周,临床常获佳效。

三、痹证

医案1:外伤性肩关节软组织损伤

徐某,男,32岁,农民工。2014年1月6日就诊。

主诉:外伤后右肩关节疼痛3月余。

病史:3月余前患者外伤摔倒,当时右肩关节着地,随后出现右肩关节疼痛、活动障碍,经相关检查,排除右肩关节骨折,经治疗无显效,现右肩关节疼痛,以局部刺痛为主,伴右上肢、右肩关节沉困,右肩关节活动受限,患者情绪焦虑。

查体:肩关节局部活动受限,上抬约15°,向前平伸约15°,外展约15°,肩峰前后压痛点(+),局部肌肉无萎缩。舌质暗,苔薄黄腻,脉弦细滑。

辅助检查:肩关节X线片示未见明显骨折线。肌电图示腋神经损伤。

中医诊断:肩痹(瘀血阻络)。

西医诊断:外伤性肩关节软组织损伤。

治则:活血祛瘀,通络止痛。

取穴:局部取穴,肩三针(肩髃、肩髎、肩贞穴)、臂臑、手三里、后溪、商阳,均取患侧,平补平泻法。辨证取穴,血海、三阴交均取双侧。

操作:常规针刺上述穴位,每次留针30min,15min行针1次。肩三针、臂臑穴艾条温针灸,每次15min,1次/d。肩三针、臂臑穴电针,选连续波,每次15min。肩关节周围选取阿是穴刺络放血拔罐,每穴放血10~20mL,每日1次,12次1疗程。

疗效:经治疗1个疗程,肩关节疼痛消失,肩关节活动基本正常。

按语:外伤性肩关节软组织损伤是指由于外伤所致的肩关节局部筋膜、肌肉、肌腱、韧带、周围神经血管等组织的损害,临床上常表现为肩关节局部疼痛、肿胀、畸形、功能障碍。针刺是治疗本病的常规疗法,选穴时遵循"经脉所过,主治所及"的原则,以局部选穴为主,配合远端穴位。张老师认为患者外伤后发病,瘀血较重,肩三针、臂臑穴均为局部取穴,具有疏通肩周经气,通络止痛的作用;手三里为阳明经穴,具有补益气血,益气行血,活血通络的作用;后溪穴为八脉交会穴之一,根据其循行路线,过肩关节后部;商阳穴为井穴,其循行路线过肩关节前部,且井穴具有极强的疏经通络作用,可更好地促进肩关节功能恢复。刺络放血拔罐法,具有极强的通络力度,且具有较好的祛瘀功效,可在最短时间内促进瘀血的排出,缓解局部疼痛。而电针是利用震荡发生器,输出与人体相接近的微量电流,刺激患处,从而促进其功能恢复的一种方法,根据其输出频率的不同、波形的不同,兴奋或者抑制神经冲动,高频连续波具有抑制感觉神经和运动神经,止痛、镇静、缓解肌肉和血管痉挛的作用。诸方合用,可达到放松肌肉、松解粘连、活血止痛、通络除痹的作用。

医案2:膝骨关节痛

王某,女,68岁,2016年3月13日就诊。

主诉:双膝关节疼痛,活动不便3年,加重1周。

病史:3年前淋雨后出现双膝关节疼痛,经休息或局部热敷后疼痛减轻,后因上下楼梯锻炼过度,疼痛加重,出现行走时双膝部有摩擦音,上下楼梯时尤甚,经X线片确诊为双膝关节骨质增生,经治疗症状缓解,但劳累或气候变化可加重。1周前外出登山后双膝疼痛,且行走困难,经治疗效不佳。现求诊。

查体:患者体态丰满,双膝外观略显肿胀,血海及双膝眼处压痛明显,尤以血海为甚。舌质暗,有瘀斑,苔白腻,脉沉缓。

辅助检查:X线片示双膝关节骨质增生。

中医诊断:痹证(痰瘀痹阻)。

西医诊断:膝关节骨性关节炎。

治则:化痰祛瘀,活血通络。

取穴:局部取穴,内外膝眼(双)、鹤顶(双);辨证取穴,阳陵泉(双)、血海(双)、足三里(双)、阴陵泉(双)、梁丘(双)、曲泉(双)、丰隆(双)、三阴交(双)。

操作:足三里用补法,丰隆、血海、阴陵泉、三阴交用泻法。内外膝眼用28号2.0寸一次性针灸针,与表皮呈90°刺入1.5~2.0寸,得气后,用徐入徐出导气法,使针感尽量放射至膝盖,留针时,双膝眼加用温针灸,余穴常规针刺,膝关节局部加TDP照射,取针后在血海和梁丘穴加拔火罐15min,以出现紫黑色瘀斑为度。隔日治疗1次,10次为1疗程。

疗效:首次治疗未见减轻,反觉膝关节内沉胀感较前更为明显,依上方治疗5次后症状减轻,继续巩固治疗5次,临床症状痊愈。

按语:膝关节骨性关节炎多见于老年人,据相关统计数据显示,60岁以上的老年人群中,X线片表现为骨性关节炎的患者达到了50%,另有35%~50%的人群有临床表现,而年龄在75岁以上的老年人群中,80%有骨性关节炎症状。中医认为,膝关节骨性关节炎属于痹证范畴,风寒湿邪侵袭、肝肾亏虚、劳损是导致其发病的主要因素,一般多由风寒湿邪,痹阻经络而致。温针灸是一种将灸法和针法相结合的治疗方法,不仅具有非常显著的临床疗效,同时操作也非常简单。通过温针灸治疗有助于改善血液循环,快速消除炎症,帮助痹阻、凝滞的经脉得到及时的温通畅行,关节和筋骨的气血也可得到滋养,故可起到瘀除痛减的治疗效果。另结合艾条温和刺激,对穴位进行熏烤,促使艾灸的热度能够经由针刺对穴位进行深层次的刺激,在改善体内寒邪上效果尤其显著。

张老师认为,该患者淋雨后发病外感风湿,加之体态丰满属湿性体质,结合双膝外观略显肿胀,舌质暗,有瘀斑,苔白腻,脉沉缓,辨为着痹,治宜化痰除湿、祛瘀通络。针刺双膝眼为局部取穴,可疏通膝部经气,起活血通络的作用,加用温针更可强化此功能,阳陵泉为筋会,足三里、梁丘属多气多血之足阳明胃经,血海更能活血逐瘀,阴陵泉穴健脾除湿,加之各穴又在膝之周围,诸穴合用,可以发挥温经活血、除湿通络、祛瘀止痛的协同作用,针刺时要注意四周之穴要尽可能使针感向膝盖放射,疼痛明显的可增加温针的壮数,同时配合拔罐,平时还要注意保健,如加强保暖、避免高强度锻炼,减轻体重等。

医案3：腰椎间盘突出

田某,女,53岁,2017年9月2日就诊。

主诉:右侧腰腿痛5年,加重1周。

病史:5年前外伤后出现右侧腰痛,并向右下肢放射,经治疗病情好转,但劳累或气候变化时常诱发,查腰部CT示:腰4-5、腰5-骶1椎间盘突出,建议手术治疗,患者拒绝。1周前又因活动时姿势不当致腰腿痛加重,遂就诊。

查体:患者呈痛苦面容,L4-5、L5-S1右侧椎旁压痛明显,右侧直腿抬高试验(+)。舌质暗,苔白微腻,舌下络脉迂曲,脉沉紧。

辅助检查:腰部CT示:腰4-5、腰5-骶1椎间盘突出。

中医诊断:腰痛(气滞血瘀)。

西医诊断:腰椎间盘突出。

治则:活血通络止痛。

取穴:右侧L4-S1夹脊穴、阿是穴、秩边、殷门、昆仑、委中。

操作:以28号1.5寸一次性无菌针灸针在右侧腰夹脊穴和阿是穴深刺,如能产生明显的向右下肢放射感效果佳;右侧秩边穴取一次性无菌针灸针2.5寸,针刺时稍向内下方刺,使针感产生明显的放射,余穴均常规针刺。针后于右侧腰夹脊穴、秩边、殷门处加用电针,选连续波,时间为15min,以患者能耐受为宜。每日治疗1次,12次为1个疗程。

疗效:经治疗2次,患者症状大为减轻,尤其是右下肢麻痛感明显减轻;继续治疗5次,配合针后拔罐,患者症状明显减轻,可自行步行来诊。巩固治疗3次,患者痊愈。

按语:腰椎间盘突出是临床骨科常见疾病,好发于青壮年。现代医学认为,腰椎间盘突出主要是因髓核发生退行性改变,在外力的压迫下,椎间盘的纤维环造成破裂,髓核组织在破裂处突出后对神经根造成了压迫,引发神经根周围组织产生水肿,导致患者出现腰腿疼痛。本病属于中医腰痛病、痹证范畴。张老师认为在较多的非手术治疗手段中,针灸是较为常用且效果得到肯定的方法,在对穴位进行针灸时可以促使患者神经中枢释放止痛物质,从而减轻患者的疼痛症状。在本例治疗中,夹脊穴、阿是穴的使用是关键,腰夹脊穴治疗腰腹以及下肢疾病具有良好疗效。通过针刺夹脊穴,既可增加长期病变区域的血流量,辅助阿是穴可以达到行气止痛的效果,同时可以促进局部血液循环,有效解除患者的肌肉痉挛,从而使患者神经根周围组织疼痛及炎症得到有效的消除,通利关节,促进患者的身体恢复。而深刺产生明显的放射感也是治疗的关键,配合电针的使用,可加强刺激,促进局部炎性水肿的吸收。

医案4:急性腰扭伤(一)

严某,男,46岁,2018年7月11日就诊。

主诉:腰腿痛2d。

病史:患者在家拖地,因用力不当,当即出现腰腿剧烈疼痛,疼痛难忍,不能站立行走,即卧床休息,自服布洛芬,症状稍有缓解,但行走、弯腰动作仍严重受限,家人搀扶来我科就诊。

查体:患者痛苦病容,抬腿不能,弯腰不能。舌质淡暗,苔薄白,脉弦滑。

中医诊断:腰痛(气血阻滞,瘀滞经络)。

西医诊断:急性腰扭伤。

治则:行气活血,疏通经脉。

取穴:双手背腰痛点。

操作:选取一次性无菌针灸针1.5寸,常规进针。

疗效:行针1min左右,患者即感觉腰腿痛缓解,留针约5min,患者可坐起,再留针10min,患者可扶物站立,医者再次行针2min,让患者轻轻活动腰腿,试着向前走,患者已能小心、小步前行2m,留针10min,患者已能较自如向前行走5m,留针30min后起针,患者已能自如向前行走,腰腿有轻微不适。

医案5:急性腰扭伤(二)

李某,男,21岁,学生,2019年3月21日就诊。

主诉:腰痛2d。

病史:2d前打篮球时不慎将腰部扭伤,出现腰痛及腰部活动受限。

查体:患者痛苦病容,行走费力,不能转身、弯腰。

中医诊断:腰痛(气血阻滞,瘀滞经络)。

西医诊断:急性腰扭伤。

治则:行气活血,疏通经脉。

取穴:双手背腰痛点,选取一次性无菌针灸针1.5寸,常规进针。

疗效:采取捻转泻法重刺激2min后,疼痛明显缓解,5min后疼痛消失,活动自如,离开诊室。

按语:急性腰扭伤俗称"闪腰",属中医学瘀血腰痛、卒腰痛范畴,多发生在青壮年及体力劳动者。中医认为,多因剧烈运动或负重不当等原因导致腰部筋肉损伤,局部经络气血阻滞,不通则痛。

西医则认为是由于腰部肌肉、筋膜、韧带、小关节突等受到过度牵拉造成的急性损伤,多表现为伤后腰部一侧或两侧剧烈疼痛,持续不减,活动受限,不能转侧,可在深呼吸、咳嗽或用力排便时疼痛加重。张老师认为,本病的针刺特点为寻痛点于腰部或者双手背腰痛点针刺,以达到调整经脉气机的作用。据相关临床报道,针刺急性腰扭伤所选单穴多分布在头面和四肢末端,正如《灵枢·终始》中所说:"病在上者下取之,病在下者高取之"。远端取穴避免了针刺局部诱发应激反应,从而引起肌肉疼痛和痉挛加重,同时便于针刺时活动腰部,促进气血运行,且被选取的单穴多分布在阳经上,而损伤部位在腰,属于人身之阳部,正符合同气相求的理论。治疗的关键在于交叉取穴,刺必留针,留针时需要配合活动腰部,如此方能奏效。假如无法判定压痛点时,可按男左女右习惯,在手背上取穴针刺,在行捻转泻法时须根据患者的耐受程度而定,不可大幅度捻转,避免晕针。

医案6:落枕(一)

耿某,男,59岁,2016年7月11日就诊。

主诉:颈痛、颈部活动严重受限半天。

病史:发病前晚睡觉时颈肩无任何不适,次日晨起感到颈部疼痛,颈部活动严重受限,因曾听好友讲过自己落枕,经张老师针灸治疗痊愈,今特来求诊。

查体:颈向左右旋转不足30°,低头、仰头活动受限。

中医诊断:痹证(经脉瘀阻)。

西医诊断:落枕(急性期)。

治则:疏通经脉,活血化瘀。

取穴:落枕穴,选取一次性无菌针灸针1.5寸,常规针刺,捻转泻法。

疗效:行针1min,患者顿感颈部轻快,留针30min,留针期间嘱患者活动颈部,顺势量力而行,起针后颈肩部疼痛消失,头颈活动自如。1针1穴1次治愈。

医案 7:落枕(二)

常某,女,49 岁,2016 年 9 月 3 日就诊。

主诉:颈痛、头颈部活动严重受限半天。

病史:晨起时出现颈部疼痛,颈部活动受限,特求诊。既往 3 年前曾患落枕,经张老师治疗痊愈。

查体:左右旋颈不足 30°,低头、仰头活动受限。

中医诊断:痹症(经脉瘀阻)。

西医诊断:落枕(急性期)。

治则:疏通经脉,活血化瘀。

取穴:落枕穴,选取一次性无菌针灸针 1.5 寸,常规针刺,捻转泻法。

疗效:行针 1min,患者顿感颈部轻快,留针 30min,留针期间嘱患者活动脖子,顺势量力而行,起针后颈肩部疼痛消失,头颈活动自如。1 针 1 穴 1 次治愈。

按语:落枕多因睡眠姿势不当,枕头过高或过低,使颈项一侧的肌群在长时间内受到过度牵拉或过度受压;或因颈项部着凉受寒,局部气血失调,经络受阻;或因颈部突然用力转向一侧,致使颈部一则肌群痉挛或扭伤;或因肩部负重过大过久,致使局部血运不畅,代谢产物滞留、造成受累肌群挛缩。《巢氏病源·落枕候》中说:"头项有风,在于筋脉间,因卧而气血虚者,值风发动,故失枕"。中医认为,本病多因气血偏虚,睡眠姿势不当,加之外邪侵袭,致局部气血运行不畅,经筋挛缩而引起。中医治疗落枕的方法很多,疗效、病程差异很大,而西医多采用理疗,诸如红外线照射、长波、短波治疗等,见效慢,病程长,多在 15～30d 好转或痊愈。部分患者发病后采用按摩的方法治疗,1～2 周也难以治愈。张老师认为,落枕穴为经外奇穴,有明确的定位,对治疗落枕有奇效。现代医学证明,手部穴位含有丰富的神经末梢,灵敏度强,通过刺激释放神经递质可使大脑皮层抑制,降低大脑皮层对疼痛的感觉,从而提高疼痛阈值,阻断痛觉的恶性循环,达到镇痛的目的。该法简单,易掌握,起效迅速,用立竿见影来形容其效果一点都不过分,且患者易接受,有较高的临床实用价值。

医案8:骨折固定后综合征

梁某,女,53 岁,陕西省高级人民法院干部,2015 年 6 月 18 日就诊。

主诉:右手肿胀、青紫、不能握拳 80d。

病史:80d 前回长安区老家,因下雨路滑,行走时不慎跌倒,去附近北里王骨科医院就诊,诊断为右尺骨骨折,即行石膏固定,口服三七片及该院自产制剂。固定时间完成后,拆掉石膏患者自觉手指不能活动,首诊大夫嘱继续服三七片,以中药热敷患手,上方治疗 1 月余,上症未见好转,后又转红会医院求诊,医生嘱咐继续用上方治疗,患侧手指关节、掌指关节加强握拳训练,效不显。无奈患者寻求针灸治疗。

查体:右上肢下 1/3 及右手青紫、肿胀,以指指关节、掌指关节为重,右手不能握拳。

中医诊断:痹证(瘀血阻滞)。

西医诊断:骨折固定后综合征。

治则:活血化瘀通络。

取穴:右手十宣、外关、合谷、八邪、血海(双),阳陵泉(双)。

操作:右手十宣点刺放血,首先十宣穴用 75% 的酒精棉球消毒,消毒完后,用三棱针点刺食指,当刺破皮肤时血液呈喷射状外泄,其余四指出血状况同食指,术者搓按患指,尽可能多出血,等待出血停止,用 75% 的酒精棉球常规消毒。继则选用 1.5 寸毫针直刺右侧外关、合谷、八邪、血海(双)、阳陵泉(双),根据腧穴部位的不同,针刺深度 1~1.2 寸,得气后用捻转补泻之泻法,于外关,合谷通电,选用 G6805 电针机,阳极接外关,阴极接合谷,用连续波,通电 15min,留针 30min,每 10min 行针 1 次。在留针过程中,用艾条温和灸患手指关节,指掌关节 15min。

疗效:次日复诊患者反馈治疗后右手指肿胀减轻,青紫好转,指指关节活动较前改善。放血每周 2 次,针刺、电针、艾条灸每日 1 次。10 次为 1 疗程。1 个疗程结束后,患者右手肿胀、青紫消失,指关节活动度接近生理状态。

按语:张老师认为,石膏固定是骨科治疗骨折的常规方法,把握其度是骨折预后的关键。如果把握不好这个度,极易出现患肢的肿胀、青紫、关节活动受限,甚至关节功能的丧失。放血、针灸、电针治疗有较好的疗效,患部手指十宣刺血,有活血化瘀、疏通经脉、利水通络的作用,外关、合谷穴针刺通电,加强了疏通经络之功,且有利于指指关节、掌指关节僵硬的改善,八邪穴为患病部位取穴,可加速掌关节局部血液循环,对掌指关节功能的恢复有明显的疗效。八会穴是经气汇聚的腧穴,筋会阳陵泉,针刺阳陵泉,可治筋骨损伤,血海可活血祛瘀,有活血通络之效。

四、心悸

医案:

任某,女,31 岁,2018 年 3 月 1 日就诊。

主诉:间断心慌、胸闷、气短 2 月,加重 3d。

病史:2 月前出现胸闷、气短,就诊于西安交通大学第二附属医院,查心脏超声(-),心电图示:窦性心动过速,108 次/min(无心肌缺血等),给予口服倍他乐克片、硝苯地平缓释片症状略有改善。3d 前情绪波动后再次出现胸闷、气短、乏力、眠差、入睡困难、大便干。既往 8 月前确诊患妊高症,2 月前行剖宫产手术,手术顺利,产后血压正常。

查体:血压为 110/60mmHg,心率为 110 次/min,律齐,心脏各瓣膜听诊区未闻及病理性杂音。舌质淡,苔薄白,脉沉细无力。

辅助检查:心电图示:窦性心动过速,108 次/min。

中医诊断:心悸(心气不足)。

西医诊断:窦性心动过速。

治则:益气养心。

取穴:常规取穴,印堂、神庭、太阳(双)、风池(双)、太冲(双)。辨证取穴,内关(双)、神门(双)、郄门(双)、膻中、天枢(双)、足三里(双)、三阴交(双);上述穴位选取一次性无菌针灸针,常规针刺,内关、神门、郄门、足三里用补法,太冲用泻法,余穴平补平泻,留针30min,每15min行针1次,针灸治疗每日1次,12次为1个疗程。

疗效:经治疗2个疗程后,患者胸闷、气短症状消失,心电图示:心率88次/min。

按语:张老师认为,在针灸治疗心律失常的现代临床报道中,其治法以毫针针刺为主,主要取心的俞穴、募穴,手少阴、厥阴经穴,以辨病取穴为主,或在辨病取穴基础上辨证选穴。选穴原则以俞募配穴加内关、神门、足三里为主,其主穴为内关、神门、足三里、膻中、心俞、三阴交、大陵、郄门、厥阴俞等,尤其认为内关穴在降低心率、提高心率或恢复节律有很好的调节作用,许多人单用内关穴治疗心律失常亦可取得较好疗效。不同种类心律失常针刺的治疗效果也有所不同,对于快速性心律失常,针刺有着良好的治疗效果。在长期临床实践中,张老师根据中医的辨证施治原则,曾治愈过很多类型心律失常患者,只要配穴精确,补泻得当,效果都很显著。本案患者产后气血不足,气虚无以贯心脉行呼吸,可见胸闷、气短;气虚脾失健运,水谷精微不能运达四肢末端,则见乏力;心气不足,心神失养,则见眠差;气虚,大肠传导无力则见大便干。故选内关、神门、郄门、足三里,用补法,以养心安神、补益气血;"太冲"用泻法以清泻肝火,防母病及子。经使用上述穴位针灸治疗后,患者症状消失。

五、失眠

医案:

李某,男,31岁,2018年6月23日就诊。

主诉:间断失眠2月。

病史:2月前因工作压力较大逐渐出现失眠,曾服镇静药和安神类中药制剂,无显效,特就诊。就诊症见睡眠差,多梦,入睡困难,严重时彻夜不眠,全身乏力,头晕,纳可,大便不成形,小便尚调。舌质淡,舌体胖大,苔薄白,脉沉细。

中医诊断:不寐(心脾两虚,心肾不交)。

西医诊断:失眠。

治则:益气健脾,交通心肾,宁心安神。

取穴:常规取穴,印堂、太阳、内关、神门;辨证取穴,足三里、三阴交、太溪,选取一次性无菌针灸针,印堂穴选取1.5寸针灸针向鼻根方向斜刺,针尖刺至骨膜,以产生沉重针感为宜;太阳穴,选取1寸针灸针,直刺0.5~0.8寸,以产生明显酸胀感为佳;内关、神门均以1寸针直刺,深0.5~0.8寸,以得气为度;足三里、三阴交、太溪行补法,均要求有较强烈的针感。12次为1疗程,疗程间休息2d。

疗效:经治疗2疗程,患者基本能正常入睡,醒后感觉轻松有力,精神状态明显好转。

按语:本病以经常不能获得正常睡眠为特征,属中医不寐范畴。每因饮食不节,情志失常,劳倦、思虑过度,及病后、年迈体虚等因素,导致心神不安,神不守舍,不能由动转静而致。失眠的病因虽多,但其病机变化,总属阳盛阴衰,阴阳失交,其病位主要在心,与肝、脾、肾密切相关。病理性质有虚实两面,肝郁化火、痰热内扰、心神不安为实;心脾两虚、心胆气虚、心肾不交、心神失养为虚,但久病可表现为虚实夹杂,或为瘀血所致。因心主神明,神安则寐,神不安则不寐。西医临床治疗本病时,多采用精神类镇静药物,但临床疗效有限,且长期用药会使患者出现药物依赖。而针灸治疗是通过刺激穴位,对经脉气血予以调整,平衡机体阴阳,恢复脏器功能,从而有效改善患者临床症状。该患者平素劳累,气虚肾亏,脾气不足,健运失司,水谷精微不能运达四末,则见全身乏力;心气不足,心失所养,心神不宁则夜寐不安;气虚,脾失健运,湿邪内生,湿邪下注肠道,可见便不成形,黏腻;肾虚,髓海失充,则见头晕;肾虚,肾水不能上济于心,而致心火独亢,心肾不交,亦可见入睡困难,多梦等症;本病治疗取印堂、太阳具有镇静安眠的作用,神门、内关相配交通心肾,宁心安神。诸穴相配取得良好的临床疗效。此组穴位是张老师临床常用的治疗失眠组经验穴,疗效显著。西医学的神经官能症、更年期综合征、慢性消化不良、贫血、动脉粥样硬化等以不寐为主要临床表现者,均可实施辨证配穴,以补其不足,泻其有余,共奏平衡阴阳的作用。

六、胃痛

医案:

李某,女,46岁,2014年3月8日就诊。

主诉:间断胃痛10余年,加重1周。

病史:10余年前进食冷饮后出现胃痛,疼痛剧烈,经饮用热水后可稍缓解;此后上症加重,患者每遇寒凉、进食寒凉食物,极易出现胃痛,疼痛难忍,且痛点固定不移,喜卧喜蜷,喜温喜按,伴冷汗出,有时恶心欲吐,欲热饮,曾查胃镜示:慢性浅表性胃炎,经对症治疗疼痛症状缓解。近年来,患者起居、饮食稍有不慎,胃痛复发,且呈逐渐加重趋势,胃胀,饮食量较前明显减少,形体消瘦,纳差,不思饮食;但患者拒绝再次行胃镜检查,经常规药物治疗,效不佳。1周前天气转凉,雨后患者出现胃痛、胃胀,胃部发凉,经口服热水、外敷暖宝等无缓解。现症见:胃痛、胃胀,形体消瘦,面色萎黄,神疲乏力,手足不温,纳差,日进食量150～200g,眠差,便溏,五更泄,小便正常。

查体:神志清,神疲乏力,少气懒言,形体消瘦,面色萎黄,语声低微,双目乏神,四肢不温。腹部平软,呈凹陷状,剑突下压痛(＋),无反跳痛,余(－)。舌质淡红,苔白厚腻,脉沉细、无力。

辅助检查:血常规示红细胞、血红蛋白下降,提示轻度贫血。肝肾功、电解质、肿瘤系列均正常。患者拒查胃镜、呼气试验。

中医诊断:胃痞(气虚寒阻)。

西医诊断:慢性胃炎。

治则:温胃散寒,健脾益气,通络止痛。

取穴:双侧天枢、中脘、下脘、气海、关元、内关常规针刺,速刺不留针,三阴交、足三里均取双侧,温针灸,中等量刺激,每次留针30min,每15min行针1次,1日1次。配合4孔艾灸盒,将其置于腹部,于神阙、天枢、中脘、下脘、气海、关元等穴交替艾灸,每次30min,每日1次。周一至周六治疗,周天休息。12次为1个疗程。

疗效:经治疗1个疗程,胃部发凉症状较前减轻,仍时有胃痛症状发生,经治疗2个疗程后,胃痛发作次数较前减少,仍感胃部发凉,进食稍有不慎,则易感胃胀;经治疗4个疗程,胃痛证状未再发作,胃胀症状明显缓解,进食量较前略有增加,胃部发凉症状较前进一步减轻,经治疗8个疗程,上述症状基本痊愈,患者自诉体重较前增加。

按语:本病属中医胃脘痛、痞满、吞酸、嘈杂、纳呆等病范畴。临床上,以寒邪凝滞、气虚寒阻、胃阴虚型最为常见,其中气虚寒凝型胃痛,较寒邪凝滞、胃阴虚型胃痛更为常见。张老师认为,本案患者进食寒凉食物后引发胃痛,寒邪客胃,加之病久,脾胃受损,正气不足,脾阳更虚,伤及肾阳,阳虚则生内寒,故见五更泄、四肢不温等症状。故治疗上,应注意温胃散寒,健脾益气,通络止痛。针刺取穴以局部配远道,天枢穴属足阳明胃经,是手阳明大肠经募穴,阳明经素有多气多血之经的说法,针刺此经穴位具有补益气血的功效,且此穴位于腹部,具有调整胃肠的作用;中脘、下脘、气海、关元穴均为任脉穴位,具有和胃、宽中、消食的作用;气海穴具有培补元气,益肾固精,补益回阳之效;关元穴具有培元固本之功,此组穴位搭配具有温补脾肾阳气的功效;内关穴为八脉交会穴,可以双向调整胃肠道功能,促进胃壁细胞修复,具有修复胃黏膜的作用,速刺不留针,配合温针灸足三里、三阴交。足三里为胃经之合穴,具有益胃补脾、调补气血的作用,能调整胃肠功能,增强机体的免疫力,调节胃酸和胃蛋白酶的分泌,使胃黏膜得以修复。温针灸能增加得气感,改善局部血循环,加强温阳力度,起到温经通络,健脾和胃止痛的作用。如患者胃痛症状较为严重,可酌情配合耳针:胃、肝、脾、十二指肠,选取耳穴压籽方法按压于单侧耳郭,每日 3 次,每次每穴垂直按压 5~6 下,每周 2 次更换耳压籽,加强调整胃肠功能、解痉止痛。

七、呃逆

医案:

刘某,男,61 岁,2012 年 10 月 7 日就诊。

主诉:呃逆 4d。

病史:4d 前患者饱食后突然出现呃逆不止,呃声高亢,经喝热水、拍背等处理后症状可略改善,但随即呃逆症状再次出现,因患者拒绝西医治疗,故来我科就诊。就诊症见:呃逆不止,呃声高亢,表情痛苦,7 日未解大便,腹胀,不思饮食,眠差,入睡困难。

查体:上腹部略膨隆,剑突下压痛(＋)。舌尖红,苔厚腻微黄,脉弦滑。

中医诊断:呃逆(食滞胃肠)。

西医诊断:膈肌痉挛。

治则:消食导滞,顺气降逆。

取穴:常规取穴,攒竹(双)、天枢(双)、中脘;辨证取穴,内关(双)、足三里(双)、三阴交(双)、太冲(双)。

操作:常规针刺以上穴位,以捻转或者提插泻法为主要手法,要求针下有酸、麻、胀、困、沉等针感,留针 30min,15min 行针 1 次。对于重症患者可配合电针,时间为 30min,以患者可以耐受为度。

疗效:本案患者针灸一次即愈,随访未见复发。

按语:膈肌痉挛是针灸科的常见病,是膈肌受到物理、化学等刺激引起迷走神经兴奋性增高而产生一侧或两侧膈肌的阵发性痉挛，伴有吸气期声门突然关闭而产生的一种短促特别的声音。多由于胃部病变及中枢神经、外周神经受到物理、化学刺激引起兴奋性紊乱，导致迷走神经的自稳功能失调，横膈膜发生痉挛性的收缩所致。祖国医学认为，呃逆是由感受外邪、饮食不节、情志不和、正气亏虚、伤及中焦脾胃致胃失和降、胃气上逆、冲动胸膈所致。呃逆在《黄帝内经》《伤寒论》《金匮要略》《诸病源候论》等古医籍中均称为"哕"，均认为肺胃之气均以降为顺，两者生理上相互联系，病理上又相互影响，肺之宣肃影响胃气和降，且膈居肺胃之间，某种病因影响肺胃时，使胃失和降，膈间气机不利，逆气上冲于喉间，致呃逆作。《素问·宝命全形论》曰："病深者，其声哕"。明代张景岳《景岳全书》曰："哕者，呃逆也；干呕者，无物之吐，即呕也；噫者，饱食之息，即嗳气也"。并指出呃逆是病危的一种征兆，大病时"虚脱之呃，则诚危殆之证"。本案采用攒竹穴以宽胸降逆，中脘穴降逆、止呃、解痉；天枢穴顺气和胃；内关穴宽胸理气；足三里和胃降逆；三阴交穴健脾消积，行气降逆；太冲行气导滞，故诸穴合用，以达消食导滞、顺气降逆、解痉止呃之功。张老师通过长期临床观察分析得出，针灸治疗膈肌痉挛效果好、副作用少，且不受年龄、地点、病种的限制，值得作为适宜技术推广。该患者治疗一次即愈，效果显著，临床亦有部分患者症状顽固，呃逆频繁或持续24h以上，若上述治疗效果欠佳，可长时间行针，增加刺激量，促进疗效，也可以根据患者的针下感觉，持续在主要穴位上施以相应手法，以捻转和提插为主，如若皆不效，可考虑选择甲氧氯普胺、B族维生素、6－542等，选取双侧足三里、内关等穴位行穴位注射治疗，上述方法若起效，一般是立竿见影，若效果不理想，可于次日继续上述方法治疗，均可取得满意疗效。发病初期，可使用一些民间疗法，如屏气法、喝水弯腰法、惊吓法等，部分轻症患者症状即可得以改善。

八、遗尿

医案：

苏某，女，42岁，2012年10月下旬就诊。

主诉：尿频、尿急、尿失禁16年，加重3月。

病史：16年前患者剖宫产后出现尿频、尿急、小便控制力差，劳累后症状加重，未治疗。近2年来，上症加重，3月前患者上下楼梯时或者腹部受压时小便不自主溢出，部分时间需要尿垫辅助。就诊症见：尿频、尿急、小便控制力差，不敢远行，咳嗽、打喷嚏时尿液不自主溢出，伴腰部酸困、疼痛，双腿肿胀，以双侧小腿及足踝部肿胀较为明显，劳累后肿胀程度加重，眠差，多梦易醒，神疲乏力，大便干。

查体：神志清，精神可，神疲乏力，面色㿠白，面部浮肿，心肺腹（−），双下肢凹陷性水肿。舌质淡，苔薄白，脉沉细，双尺脉无力。

中医诊断：遗尿（脾肾阳虚）。

西医诊断：压力性尿失禁。

治则：补益脾肾，温阳固摄。

取穴：常规针刺，太溪、遗尿点（经外奇穴，位于手小指内侧第一指横纹中点）；辨证取穴，关元、气海、中极、归来、水道。

操作：上述穴位，常规针刺，每次留针30min，每15min行针1次，每日1次。12次为1个疗程。可酌情于气海、关元、中极等穴位行温针灸治疗，或者神阙穴艾盒灸以温补脾肾。

疗效：宗上方，经过4个疗程的治疗，患者基本痊愈，劳累后偶有上症，经休息可缓解。

按语：压力性尿失禁是指由于腹压的突然增加，导致尿液不自主流出。其特点是正常状态下无遗尿，而腹压突然增高时尿液自动流出。压力性尿失禁诊断的前提条件是必须证实尿失禁是由腹压增加引起的,可以通过询问病史、症状、体格检查来确诊。本病属于中医遗尿范畴。张老师认为,随着生活压力的增大,长期熬夜、饮食起居失调等因素均可伤及脾肾。脾为气血生化之源,后天之本,后天不充,先天无以补给,且肾司二便,肾主纳气,气失固摄,故尿频、小便控制力差等病症多见。《诸病源候论》云:"遗尿者,此由膀胱虚冷,不能制约于水故也。"表明遗尿与肾和膀胱关系密切。该案患者10余年来尿频、小便控制力差,伴腰部酸困、疼痛,双腿肿胀等症,此为脾肾阳虚,不能温阳制水,故治疗上应注意补益脾肾,尤其要加强补益肾气的力度。气海穴,顾名思义,气,气态物也。海,大也。气海意指任脉水气在此吸热后气化升散。关元、中极穴,属任脉,位于下腹部正中,具有培元固本、补益下焦之功,凡元气亏损均可使用,对于小便失禁有佳效。水道、归来属胃经穴位,除具有补益气血的功效外,还具有通调水道,调整水液代谢的作用;太溪穴为肾经原穴,具有补益肾气的作用。遗尿点,属经外奇穴,具有止遗尿的作用。所以治疗重点补肾经关元穴,以益元真之气。气海、中极、归来、水道、太溪、遗尿点均有健脾益肾,缩泉止遗之效。加用温针灸,有温阳益气,促进经气运行的作用,以提高疗效。

第二节　妇儿耳鼻喉及皮肤外科病症

一、月经病

医案1:月经后期

李某,女,46岁,2014年5月3日就诊。

主诉:月经延期2年。

病史:2年前患者生气后逐渐出现月经不规律,向后延期10～

14d 不等,经前有乳房痛、小腹坠,尚可忍受,患者曾就诊于某西医医院妇科,经相关检查,给予口服逍遥丸等药物治疗,无效。就诊症见:月经延期,推后 10~14d 不等,月经前双侧乳房胀痛,下腹部坠胀感明显,伴心烦易怒、口苦口臭,腰痛、腰酸、腰困,月经量少,呈暗红色,有米粒样暗色血块,经行不畅,纳食不香,眠差,易醒,小便黄,大便干。既往有乳腺增生病史 30 余年,未治疗,偶有经前乳房胀痛;平素易怒,喜食辛辣刺激食物。

查体:神志清,语声高亢,舌质淡,舌尖红,苔薄黄腻,脉弦滑。

辅助检查:妇科超声示阴性,性激素检查(-)。

中医诊断:月经后期(肝郁气滞)。

西医诊断:月经不调。

治则:疏肝解郁,行气调经。

取穴:常规取穴,气海、关元、内关、子宫、中极;辨证取穴,支沟、阳陵泉、太冲,除单穴外,均取双侧,常规针刺,每次留针 30min,中等量刺激,每 15min 行针 1 次。1 日 1 次,12 次为 1 个疗程。于腹部行红外线照射治疗,每次 30min。

疗效:经治疗 2 个疗程,乳房胀痛、下腹坠胀感均有减轻;经治疗 3 个疗程后,患者月经周期 32~35d,无不适,病告愈。

按语:中医学认为月经不调的基本病机为脏腑功能失常,血气不和,冲任二脉损伤,肾-天癸-冲任-胞宫生殖轴失调所致,故治疗月经不调重在调整肾-天癸-冲任-胞宫生殖轴。治疗多为活血化瘀,调理冲任,使胞宫气血得畅,经血乃能如期而至。张老师认为,此案患者平素易怒,属肝气郁结体质,治疗上,应注意围绕疏肝解郁,行气调经为主。疏肝理气的目的则在于调畅气机,疏通气血,如果气血调和,则月经通调。针刺的主要作用是通调冲任、理气和血,配合腹部行红外线照射治疗,温经散寒、调达冲任,则月事调和。中极穴位于一身上下长度之中点,而任脉又起于中极之下,故中极为任脉重要穴位,而任脉与月经关系密切,故此穴应在月经病的治疗中发挥重要作用;气海和关元二穴为全身元阴元阳之交会,而气海为先天元气汇聚之处,先天元气、元阴元阳为月经之本,故此二穴为调经要穴;子宫亦为调经之经验效穴。上述穴位配伍是调经理血,治疗各类月经病的首选穴位。长期肝气郁结化热,热扰心神,故见心烦、眠差,支沟为手少阳三焦经穴,具有行气、解郁、清热的作用;太冲具有行气、清热之功效,可以协助支沟穴加强清热、行气、疏肝之力;内关穴为八脉交会穴,可以治疗胃心胸部疾患,针刺此穴可以调整患者情绪,加强安神、调整脾胃的力度。现代研究证实,针刺腹部局部穴位可通过刺激下丘脑 – 垂体 – 性腺轴反射性地调节雌激素水平,兴奋卵巢功能,使未发育成熟的卵泡发育成熟,已发育成熟的卵泡则可破裂排卵。以针刺配合腹部红外线照射及艾灸来治疗月经不调,经济、方便、安全,疗效显著。

医案 2:闭经

王某,女,24 岁,2014 年 7 月 8 日就诊。

主诉:停经 3 年。

病史:3 年前患者逐渐出现月经延期,2 ~ 3 个月行经 1 次,当时未予重视,随后逐渐出现月经停发,曾就诊于西安市中心医院、唐都医院等,被诊断为闭经,给予口服激素,行激素续断疗法治疗,口服环丙孕酮和炔雌醇片。口服药物时患者月经规律来潮,停药后月经仍不规律,有时 1 月 1 行经,有时 3 ~ 4 个月行经 1 次,经期 2 ~ 10d不等。就诊症见:月经停发,小腹坠胀,形体肥胖。既往有多囊卵巢综合征病史,自诉 17 岁月经来潮,自月经开始就不规律,1 ~ 2 个月来潮 1 次,每次来潮 2 ~ 10d 不等,舌质暗,体胖大,苔白腻,舌下络脉迂曲,脉细涩,伴有血块、痛经。无性生活史。

中医诊断:闭经(气虚痰瘀内阻)。

西医诊断:继发性闭经。

治则:补益气血,健脾化痰,活血祛瘀。

取穴：局部取穴，中脘、气海、关元、子宫（双）；辨证取穴，足三里（双）、三阴交（双）、血海（双）。

操作：上述穴位，常规针刺，中脘穴、足三里、气海、关元穴用补法，子宫、三阴交、血海用泻法。配合神阙穴、子宫穴艾盒温灸。上述穴位，每次留针 30min，每 15min 行针 1 次，每日 1 次，12 次为 1 个疗程。

疗效：经 3 个疗程的治疗患者月经来潮，且较规律。30～40d 来潮 1 次，且无痛经、血块等症状。

按语：闭经一证首见《黄帝内经》中的"月事不来者，胞脉闭也"。其病因不外乎虚实两类，虚者乃精血不足，血海空虚；实者气滞血瘀，痰湿阻滞，冲任不通，经血不得下行而致闭经。主要与肝、脾、肾和冲任经脉有关。正如《金匮要略》曰："妇人之病，因虚、积冷、结气为诸经水断绝。"故继发性闭经的治疗，应遵循"虚者补之，实者通之"的原则。张老师说，在临床上许多患者病初不够重视，治疗无规律，疗程不足，使病情迁延不愈，久病成虚，久病必瘀。使得虚实转换，虚实夹杂，从而导致病症的复杂化。针灸治疗可以补虚泻实，补泻兼施，这也是针灸治疗本病的亮点。继发性闭经的最终病机总是跟气血的运行相关、跟经络的通畅性相关，所取的腹部的胃经穴正有补益气血、疏通经络的作用。现代医学认为，正常月经的表现有赖于丘脑下部－脑垂体－卵巢轴的正常协调以及靶器官对激素的周期性反应，其中任何一个环节的功能与器质性病变都可造成闭经。而针灸腹部胃经穴正有调节内分泌，使其趋于平衡的作用。本案患者从月经初潮开始就不规律、月经延期，瘀血阻滞胞宫，故治疗上应以活血化瘀为重中之重，其次再考虑气虚、肾虚等。患者病情日久，气机不畅，气行则血行，气血调畅则月经顺畅；中脘、气海、关元可以健脾补气、温补肾阳；子宫穴直接调整子宫功能，促进子宫内膜剥脱，促进月经来潮；足三里、三阴交、血海取其益气、活血、祛瘀、通络的作用，诸穴合用，临床常可获得较为满意的疗效。

医案 3：痛经

杨某,女,14 岁,学生。2017 年 4 月 13 日就诊。

主诉:经期下腹部冷痛 1 年。

病史:母代诉患者月经来潮时下腹部冷痛,疼痛每多发于行经第 2 天,有时正上课时疼痛发作,请假去医院看病。曾就诊于多家医院妇科,医生嘱咐用热水袋热敷小腹,加服止痛药,疼痛缓解。到下次月经来潮时下腹冷痛如故。舌淡,苔白,脉沉紧。

中医诊断:痛经(寒凝胞络)。

西医诊断:痛经。

治法:温经散寒,通络止痛。

取穴:百会、神阙、关元、血海、三阴交。

操作:百会、神阙只艾灸不针刺。百会温和灸 10～15min,神阙艾盒灸。关元、血海、三阴交、直刺 1.5 寸,用泻法,血海、三阴交用温针灸,留针 30min,待艾火燃尽后行针 1 次,治疗结束患者即感下腹凉感好转,腹痛减轻。3 次为 1 个疗程。月经来潮前 2d 开始治疗,隔日治疗 1 次。

疗效:该患者按上方共治疗 3 个月经周期,第 4 个月经周期,行经时下腹痛止,冷感消失。病愈,停止治疗。

按语:中医认为痛经的发生与寒凝胞宫、寒湿阻滞,冲任血行不畅有密切关系。临床上原发性痛经有虚实之分,虚证主要分为气血两虚证和肝肾不足证,实证则为瘀和寒两方面。《素问·举痛论》指出:"寒气入经而稽迟,泣而不行,客于脉外则血少,客于脉中则气不通,故卒然而痛"。所以在临床上应掌握瘀和寒这 2 个主要的病因病机。临床上治疗痛经基本上以任脉、足太阴脾经为主,选穴最多为三阴交。《采艾编》记载关元为"小肠募,三阴任脉之会。言元气之关会也,为女子蓄血之处",关元穴在脐下 3 寸,为人身元阴元阳关藏之处,补之可补肾阳,益精血,调冲任,泻之可行气通瘀,散寒止痛。三阴交是足太阴、少阴、厥阴经交会穴,原发性痛经的发生与肝、脾、肾有密切关系,《类经图翼》指出三阴交主"女人产难,月水不禁,赤白带下,先泻后补",针灸可以调整三脏功能,达到治疗痛经之目的。百会温和灸,神阙艾盒灸,血海,三阴交温针灸为3种灸法合用以重灸,有温经散寒、行滞活血、宣通冲任之功,有助直达病所,调节气血之效。冲任通,寒凝散,故病愈。

二、小儿厌食

医案:

曹某,男,9岁,学生。2016年8月9日就诊。

代诉(母):食欲不佳2年。

病史:平素喜食零食,喜喝饮料,主食吃得较少,面色少华,形体消瘦,大便秘结,3~4d 1次。曾就诊于几家市级三甲医院消化科、儿科,排除消化系统疾病及导致厌食的其他疾病,嘱咐服保和丸好转,但患儿服药不配合,停服厌食如故。舌质淡,体瘦,苔白腻,脉细。

中医诊断:恶食(脾胃虚弱,食积停滞)。

西医诊断:小儿厌食症(消化功能紊乱)。

治则:健脾消食导滞。

取穴:中脘、天枢、足三里、公孙均直刺,平补平泻,速刺不留针,起针后,用王不留行籽,贴耳穴:口、胃、交感、大肠。饭前每穴垂直按压5~6次,每周治疗1次。

疗效:嘱咐患儿家长,控制零食、饮料的摄入。治疗2次后,母代诉患儿食欲增加,大便较前通畅。治疗1个月后,患儿面色较前红润。坚持上法治疗2个月,患儿食欲接近同龄儿童,停止治疗,临床告愈。

按语:小儿厌食症是以较长时间食欲缺乏或减退,进食量明显减少甚至拒食,并伴形体消瘦、面黄发枯、精神萎靡或烦躁为主要特征的临床多发病、常见病。长期厌食可导致营养不良,体重减轻,抗病力能力下降,并对日后体格和智力的发育产生不良影响。该病归属于中医恶食、伤食、食积、痰滞等范畴。其最根本原因是小儿脾胃不健，运化功能失调，分泌的水谷精微不能上呈于味蕾，而导致味蕾功能减退、食欲不振。治疗本病必须从健脾胃、消食积入手。该患儿长期喜食零食饮料，伤及肠胃，使胃肠功能低下，导致食欲减退。中脘为胃之募穴，腑之会穴，天枢为大肠之募穴，足三里为胃之合穴，公孙为脾之络穴，均有健脾、消食、导滞、通便的作用，诸穴共奏调和脏腑、健脾消积之功。尤其是足三里穴，为足阳明胃经上的穴位，针刺此穴位具有健脾和胃、理气调中、导滞化食的作用，同时它又是人体重要的强壮要穴。现代医学研究证实，针灸刺激足三里穴，可使胃肠蠕动有力而规律，并能提高多种消化酶的活力，增进食欲，帮助消化，还能提高机体防御疾病的能力。耳穴王不留行籽贴压口、胃、交感、大肠是治疗消化不良的经验处方，加强了健脾，消食，导滞，通便之效。

三、耳鸣

医案：

王某，女，30 岁，2013 年 4 月 11 日就诊。

主诉：间断左耳耳鸣 7 年，加重 6d。

病史：7 年前因左侧中耳炎穿孔后致左侧耳鸣，曾经针灸治疗好转，6d 前又因感冒导致耳鸣加重。就诊症见：左耳有憋闷感，耳鸣如蜂鸣，夜间明显，夜休差，入睡困难，面红，口干。

查体：左耳听力下降。舌质淡，苔白腻，脉沉缓。

辅助检查：电测听提示左耳中度耳聋，听阈范围 40 ~ 50dB。

中医诊断：耳鸣（风热上扰，痰湿内阻）。

西医诊断：神经性耳鸣。

治则：化浊通窍，祛风散热。

取穴：局部取穴，听宫（左）、耳门（左）、听会（左）、翳风（左）、风池（左）、完骨（左）、率谷（左）、角孙（左）；辨证取穴，合谷（双）、外关

（双）。听宫穴以 1.5 寸针张口进针，使耳内有明显的胀感。耳门、听会的针刺方法同前，三穴交替使用。余穴都以常规针刺，针后以电针接听宫、翳风两穴，采用疏密波，电针 15min，留针 30min。隔日 1 次，10 次为 1 个疗程。

疗效：一诊后患者即感耳鸣声大减，睡眠也明显好转。连续治疗 5 次后耳鸣基本消失，诸症明显好转，临床痊愈。

按语：耳为肾之窍，为肾所主，又与其他脏腑经络有着广泛的联系，因此，五脏六腑、十二经脉之气血失调皆可致耳鸣。其中，由外感邪气、脏腑内生痰火瘀滞引起的耳鸣为实证，由脏腑虚损、久病耗损所致的耳鸣为虚证。正如《景岳全书》中说："凡暴鸣而声大者多实，渐鸣而声细者为虚，少壮热盛者多实，中衰无火者多虚，饮酒味厚，素多痰火者多实，质清脉细，素多劳倦者多虚"。《伤寒论医考》中认为针灸治疗耳鸣一是辨经治疗，二是根据患者不同体质辨证治疗，将辨经与辨证相结合。本例耳鸣患者属实证，因外感风寒、入里化热、痰湿闭窍所致。耳门为手少阳三焦经穴，听宫为手太阳小肠经穴，听会为足少阳胆经穴。手少阳三焦经从耳后出耳上角，入耳中；手太阳小肠经入耳中；足少阳胆经从下耳后，入耳中，出耳前下，气血皆通于耳，故以上三穴为治疗耳鸣的要穴。翳风为手少阳经穴，风池为足少阳胆经经穴，两穴能通导少阳经气，开窍健耳。完骨、率谷、角孙疏通局部经气，通利耳窍。外感风热，配外关、合谷祛风散热通络。张老师指出，操作中在针主穴时必须使针感进入耳内，针刺要有一定的深度及力度，通过疏通经气，调节外耳及内耳的血液循环，使神经系统的生理功能恢复正常，提高听神经的敏感度。

四、喉喑

医案：

舒某，男，70 岁，2014 年 5 月 6 日就诊。

主诉：声音嘶哑 2 月余。

病史:2 月余前患者进食冰箱冷食后出现声音嘶哑,随即就诊于当地县医院,经查咽部黏膜充血,咽后壁淋巴滤泡增生,声带充血,局部无肿块,考虑为急性咽喉炎,给以口服泼尼松等药物,无效,随查头颅 CT、甲状腺 B 超、颈部淋巴结 B 超均未见明显异常,曾就诊于西安多家大型西医医院,经药物治疗均无效。

查体:声音嘶哑,神疲乏力,说话过多时几近失声,经休息后症状可略缓解。舌质红,体瘦,少苔,脉细数。既往患高血压病 4 年余,平素血压在 160/80mmHg 波动,未服用任何降压药物。素体偏瘦。

中医诊断:喉喑(气阴两虚)。

西医诊断:声带麻痹。

治则:益气养阴、清热利咽。

取穴:廉泉、双侧鱼际、双侧人迎,选取一次性无菌针灸针,其中廉泉穴直刺,选取 3.0 寸长针刺入舌根处,必要时可酌情加用外金津玉液穴,直刺,针尖直指舌根处,泻法,强刺激,以患者能耐受为度;双侧鱼际穴,捻转泻法,以双眼球湿润为度;人迎穴直刺,以患者能够耐受为度。每次留针 30min,每 15min 行针 1 次,每日 1 次,12 次 1 疗程。配合少商、商阳穴点刺放血,以血色转淡红为度,1 周 3 次。

疗效:4 个疗程后患者声音较前好转,基本接近正常。

按语:声带麻痹或称喉麻痹为临床常见病,以声音嘶哑或失声为特征,属中医的急、慢性喉喑范畴。临床上主要以药物治疗为主,但其疗效不甚理想,甚至无效。针灸治疗声带麻痹的文献报道也不多见。张老师认为,本案患者进食寒凉食物,伤及肺系,但病人素体偏瘦,属火性体质,寒随热化,耗伤津液,津液不能上承,肺失滋润,声道失于润泽,以致金破不鸣而失音。患者舌红少苔,为阴虚之证。故治疗上,应以益肾生精、清泻肺热、利咽开音为原则。从经络学说看,手太阴肺经入肺脏,循喉咙而出腋下;足太阴脾经起于大趾之端,向上循行,夹咽,连舌本,散舌下;足阳明胃经起于鼻交频中,入上齿,还出夹口环唇,其支脉循喉咙入缺盆;手少阴心经起于心中,其分支从心系上夹咽,系目系;手太阳小肠经起于小指之端,上循咽喉;足少阴肾经起于足小指下,循喉咙,夹舌本;任脉循腹里,上关元,至咽喉,行于前正中线。因此治疗以局部取穴和循经取穴为主。少商、商阳穴为肺经、大肠经井穴,肺与大肠相表里,选取此穴刺络放血以清泻肺热;鱼际穴,属手太阴肺经荥穴,五行属火,可将肺经体表经水导入体内,排泄体内肺经之气(热),清肺热、利咽喉;廉泉穴为任脉脉气所发,通于肾经。外金津玉液穴、人迎穴位于咽喉局部,可利咽开音、滋阴润喉。诸穴合用,共奏益肾生津、润肺开音之功。

五、风热疮

医案:

王某,女,46岁,2013年8月6日就诊。

主诉:双上下肢内侧躯干丘疹1个月。

病史:1月前不明原因出现双上下肢内侧躯干丘疹,前去某三甲医院皮肤科诊治,诊断为玫瑰糠疹,经西药、中药治疗1个月,病情时轻时重,患者遂来我院要求针灸治疗。

查体:患者双上下肢内侧躯干分布较均匀红色点状丘疹,形体适中,面色暗红,舌红少津,苔薄黄。

中医诊断:风热疮(血热伤津,迫血妄行)。

西医诊断:玫瑰糠疹。

治法:清热凉血。

取穴:曲池、合谷、血海、百虫窝、三阴交,上述穴位均取双侧,施针以泻法刺之,每日治疗1次,12次为1个疗程。配合耳尖速刺不留针,膈俞穴刺络放血拔罐,1周3次,耳尖每次放血1~2mL,膈俞穴每穴放血5~10mL。

疗效:治疗3次后患者自述丘疹明显减少,以上肢较为明显,治疗 7 次后躯干部丘疹亦减少。治疗 10 次后丘疹完全消失,巩固治疗 2 次告愈。

按语:玫瑰糠疹是一种临床上不常见的红斑鳞屑性皮肤病,属自限性炎症性皮肤病。具体原因不明,一般考虑病毒感染。皮损为大小不等的圆形或椭圆形的玫瑰色斑疹,其表面附有鳞屑,多发于躯干与四肢近端。多发于青壮年,男性略多于女性。玫瑰糠疹属中医风热疮、风癣之范畴。此证由风邪困扰腠理而成,盖因人体腠理不实,卫外不固,风邪得以乘虚进入,阻于肌肤之间,内不得通,外不得泄,使营卫不和,气血运行失常,本病乃生。《灵枢·本藏》云,经络具有"行血气而营阴阳"的功能。所以在玫瑰糠疹的治疗上运用针灸拔罐的方法进行施治,可使阴阳平衡,从而达到缩短病程、缓解患者痛苦的目的。合谷、曲池均为手阳明经穴,阳明经为多气多血之经,具有清泻热邪的作用;血海、三阴交为足太阴脾经之穴,属表里经配伍取穴,具有活血清热之效,百虫窝为经外奇穴,是治疗风湿痒疹、血热痒疹的特效穴,耳尖放血可清热、疏风;膈俞为八会穴,血会膈俞,刺络放血,有清热活血之功。诸穴合用共奏清热凉血、润燥、消疹止痒之效。张老师指出,对于玫瑰糠疹的治疗,应当针对"风热外袭,血热化燥"的病因,治宜疏风清热、凉血润燥。治疗期间,患者也应注意避免搔抓患处,忌食辛辣油腻饮食及腥发动风之物。该疗法最大的特点是从根本上治疗,符合中医整体观念、辨证论治的治疗原则。

六、疖肿

医案:

赵某,男,41 岁,工人,2017 年 3 月 7 日就诊。

主诉:颈背部出现米粒大小丘疹 2 月。

病史:2 月前颈背部出现丘疹,近 1 周因感冒病情加重,皮疹增多,来我院就诊。

查体:患者后发际线以下、颈部、肩胛下角以上区域密集分布针头至米粒大小红色丘疹,部分丘疹顶端有白色小脓点,周围有红晕。口干喜冷饮,便秘,2~3d大便一次。舌红,苔薄黄,脉浮数。

中医诊断:疖肿(热毒炽盛)。

西医诊断:毛囊炎。

治则:清热解毒。

取穴:大椎、委中(双)。

操作:严格消毒后用梅花针重叩刺出血,吸拔大号火罐并留罐15min。

疗效:起罐后患者觉背部轻快,灼痒感减轻。3次治疗后,丘疹60%消退,宗上方,经治疗9次,丘疹全部脱落,告愈。

按语:病人就诊前1周感冒,阳热之体复感外邪,外感引动内热而丘疹加剧。火罐的吸拔作用,可使局部经脉、经穴扩张,及时改善经络不通程度,减轻或消除气血壅滞状态,吸拔病毒外出,从而起到疏经通络、行气活血、逐瘀散结的作用,同时因为火罐中的热气能作用深层组织,且放血疗法可以直接影响内脏各器官,增强全身机能,改变病理状态,防止多次复发。取大椎穴刺络出血,以疏散阳邪火毒,宣泄局部气血之壅滞,颈背部为膀胱经循行区域,委中为膀胱经之合穴,刺络出血以清泄膀胱经之热毒。

七、蛇串疮

医案1:带状疱疹

王某,男,37岁,演员。2014年10月8日就诊。

主诉:面部及右胁肋部灼痛3周。

病史:3周前患者感冒后出现面部及右侧胁肋部烧灼样疼痛,当时查局部皮肤正常,未见皮疹及色素沉着,经查心电图、胸片等结果均正常,给予布洛芬等止痛药物,经治疗患者疼痛略缓解。其后患者疼痛逐渐加重,伴胁肋部出现水疱样皮疹,遂经人介绍就诊于我科。

查体:右侧口唇部及右侧胁肋部簇集状疱疹,如绿豆大小中间夹以脓包,排列如带状。舌红苔黄腻,脉滑数。

中医诊断:蛇串疮(肝胆湿热,阳明火旺)。

西医诊断:带状疱疹。

治则:清热利湿。

取穴:大椎穴、阿是穴。

操作:大椎穴常规消毒,梅花针重叩刺出血后用大号火罐吸拔。病灶局部用梅花针从中心向周边轻叩刺出血,留罐15min。

疗效:治疗3次后,患者复诊时诉症状减轻大半,后依上法治疗2次,患部结痂脱落,疼痛消失,临床治愈。

按语:带状疱疹是临床常见的病毒性皮肤病,在中医属"蛇串疮"范畴。本病临床症状虽繁,但多与湿热毒邪相关,并多涉及肝、胆、肾,结合个人体质不同,故而表现各异。本案带状疱疹为肝胆湿热熏蒸肌肤而生。大椎属督脉,为诸阳脉之会,具有通阳解热之功。梅花针叩刺出血加罐,增加了清热利湿解毒的作用,病灶部位叩刺出血,使腠理开宣,有疏通局部经气、调理肌肤气血的作用。二法合用,共奏泄热解毒、活血化瘀、通络止痛、清利肝胆之功,有良好的治疗效果。

医案2:带状疱疹后遗神经痛

樊某,男,65岁,2013年7月12日就诊。

主诉:右侧胁肋部出现疱疹并疼痛1年。

病史:1年前右侧胁肋部带状疱疹,先后于西京医院、省人民医院求治,给予注射干扰素、胸腺肽、维生素 B_1、维生素 B_{12} 注射液,并外用贴剂等治疗,局部疱疹逐渐消退,但遗留局部疼痛,呈刺痛,夜间疼痛尤甚,口服止痛药有所缓解,现为求针灸治疗来诊。就诊症见:沿右侧胸胁部有放射性刺痛,夜间痛甚,有时局部活动受限。

查体:沿右侧大约胸5、胸6肋间有淡褐色色素沉着,舌质淡暗,苔白腻，舌边有齿痕，舌下络脉迂曲，脉弦滑。

中医诊断：蛇串疮（瘀血阻络兼气虚）。

西医诊断：带状疱疹后遗神经痛。

治则：健脾益气，通络止痛。

取穴：局部取穴：右侧胸5、6夹脊穴、局部放射性疼痛分布区；辨证取穴：大包、外关、足三里、太冲。

操作：夹脊穴直刺，深1.5~2.0寸，以得气为度。局部放射性疼痛分布区沿皮刺，不要求针感。大包、外关、足三里、太冲均以1.5寸毫针针刺，以得气为度，加用电针，留针30min。取针后于疼痛局部行梅花针点刺，刺后留罐，使局部出血，留罐5~10min。隔日1次，12次1疗程。

疗效：经治疗1个疗程，患者临床治愈。

按语：带状疱疹是由水痘-带状疱疹病毒引起的皮损疾病，多因情志不遂，饮食失调，脾失健运，湿浊内停，郁而化热，湿热搏结，兼感毒邪而发，常因心经火旺、脾肺湿热与肝胆火旺所引发。治疗以清热解毒、通络止痛为主，兼以清肝泻火，健脾化湿，活血化瘀。临证应仔细分析病情，灵活运用各种针灸方法，对不同患者选用适宜的配穴组合。该患者年过六旬，正气亏虚，气虚血行无力留而为瘀，瘀血内停，阻滞经络，经脉痹阻不通，不通则痛，故见上述症状。老年患者常于皮肤损害消退后遗留较长时间的神经痛，涉及厥阴、少阳二经。由于胸胁部神经来源于脊神经，故取同侧相应之夹脊穴，同时以痛为腧，局部取用阿是穴，针而泻之，还可辅助电针、拔罐以行气活血，疏通经络，以达止痛之目的。张老师认为，此病的治疗重在放血，放血量宁多勿少，以达活血化瘀、热随血出，疼痛自止之功效。同时可根据不同证型选取不同汤药，如龙胆泻肝汤。但服用方法有其不同之处：因此病多瘀多热，应以水煎400mL，早晚200mL饭后凉服，相对于温服，效果更佳。

八、粉刺

医案 1：粉刺（血热瘀滞型）

Mahanmad，女，28 岁，2017 年 4 月 13 日就诊，苏丹恩图友谊医院职员。

主诉：面部痤疮 11 年，加重半年。

病史：11 年前患者逐渐开始出现面部皮疹，经相关检查，确诊为痤疮，经药物、理疗等治疗无效。半年前患者上症加重，时有瘙痒感，每次月经前 5~7d 加重明显。

查体：两腮密集分布丘疹，口角周围伴有少量脓点，触之坚硬，舌红，苔薄黄，脉沉数。

中医诊断：粉刺（血热壅滞，瘀积络脉）。

西医诊断：痤疮。

治则：清热利湿，活血解毒。

取穴：大椎、三阴交（双）、合谷（双）、曲池（双）、血海（双）、太阳（双）。

操作：大椎穴常规消毒，梅花针重叩刺出血后用大号火罐吸拔，留罐 15min。病灶部位严格消毒，由内向外用梅花针轻叩，微出血。双三阴交，双合谷，双曲池，双太阳，双外关，双行间泻法不留针。隔日治疗 1 次。12 次为 1 个疗程，疗程间休息 7d。

疗效：经治疗 3 次，面部部分脓点已吸收，丘疹明显减少；经治疗 1 周，面部脓点、皮疹全部吸收，告愈。经随访远期疗效稳定。

按语：痤疮是常见病，多发病，中医学早在《黄帝内经》中就有"痤"之记载。《素问·生气通天论》曰："劳汗当风，寒薄为皶，郁乃痤。"中医认为痤疮属肺风粉刺，多由风热之邪客于肺经，阻滞经络导致气血瘀滞，阻于颜面肌肤而发，日久则痰热瘀结而致囊肿、结节；或过食肥甘厚味，生湿生痰生热，郁阻肌肤所致。肺主皮毛，肺与大肠互为表里，如果肺失肃降，那么大肠也可能传导失常，导致大便困难;便秘又会影响人体排毒,毒素在体内越积越多,皮肤就越来越差。张老师指出,痤疮病位多在肺胃二经,病性多属实属热。治疗上应注意清热解毒,可采取放血、速刺不留针等方法清热解毒。本病好发于颜面部,从针灸选穴上讲,以选取痤疮局部穴位为主,疏通局部经气,使肌肤疏泄功能得以通畅。阳明经多气多血,其经脉上走于面,取曲池、合谷清泻阳明邪热。四肢穴位以选取具有清热的穴位为主,多选取外关、行间等穴,大椎穴隶属督脉,能泄阳经实热,阻止阳热上行于面,起到直达病所的目的。选取三阴交、血海穴,配合上述清热穴位,取其活血、清热之功效,同时还可有效减轻色素沉着、修复疤痕,调整内分泌功能。从针刺手法上讲,仍选取具有清泄热邪的手法,如速刺不留针、出针时摇大针孔、透天凉等手法,配合刺络放血拔罐法加强清热解毒的力度。针灸疗法安全,无不良反应,且简便易行。针刺时注意,针尖应刺入脓包底盘硬结处,可采取多针围刺、长针透刺、长针斜刺等方法。同时在治疗过程中,因使用大量寒凉药物,加之患者饮食不规律,伤及脾胃,还应注意顾护胃气,避免过于寒凉伤胃。

医案 2:粉刺(热毒炽盛型)

李某,男,19 岁,2014 年 7 月 10 日就诊。

主诉:面部痤疮 4 年。

病史:4 年前患者逐渐出现面部皮疹,以前额部、双侧面颊为主,突出于皮肤表面,呈米粒样,色红,质硬,压之疼痛,部分可见脓疱样皮疹,顶部可见白色脓点,曾就诊于西安市多家医疗机构(具体不详),经药物(口服、外涂)治疗,均无明显疗效,且面部痤疮呈逐渐加重趋势,面部呈现片状脓疱样疹,色红,质硬,压之疼痛。就诊症见:额部、双侧面颊散在多发片状脓疱样皮疹,右侧重于左侧,口角处可见多个散在、米粒样脓疱,部分顶部可见白色脓点,色红、质硬,面部可见多处色素沉着,部分可见类椭圆形疤痕,皮肤表面凹凸不平,心烦易怒,纳可,眠可,小便黄,大便干,3 日 1 解。舌质红,舌尖有芒刺,苔薄黄,脉弦细数。患者平素喜食辛辣、油腻、刺激性食物,长期饮食不规律,熬夜多,平素脾气暴躁。

查体:额部、双侧面颊散在多发片状脓疱样皮疹,右侧重于左侧,口角处可见多个散在、米粒样脓疱,部分顶部可见白色脓点,色红、质硬,面部可见多处色素沉着,部分可见类椭圆形疤痕,皮肤表面凹凸不平。

辅助检查:血常规正常。

中医诊断:粉刺(热毒炽盛)。

西医诊断:痤疮。

治则:清泻肺胃火毒。

取穴:局部取穴,面部皮疹处速刺不留针,面部穴位多采取斜刺、透刺等手法;辨证取穴,曲池(双)、外关(双)、合谷(双)、三阴交(双)、血海(双)、行间(双)等穴,每次面部速刺不留针、四肢穴位均取泻法,每次留针30min,每15min行针1次,每日1次,12次为1个疗程。放血:选取双侧耳尖穴放血,重症患者配合大椎、肺俞、胃俞刺络放血拔罐,1周3次。

疗效:经治疗1疗程后,患者面部脓疱样皮疹明显减少,皮疹颜色转淡红色,范围较前缩小,色素沉着部位及疤痕未见改善,心烦易怒症状明显改善,二便调畅。舌尖红,苔薄黄,脉弦细略数。继续治疗1个疗程,患者面部皮疹基本消失,色素沉着较前变淡。

按语:痤疮是一种毛囊皮脂腺的慢性炎症性疾患,主要因素是体内雄激素过高、刺激皮脂腺细胞增生分泌以及皮脂腺导管角化异常堵塞管腔。中医古籍对痤疮多有描述,《素问·生气通天论》载:"汗出见湿,乃生痤痱。"《外科正宗》曰:"肺风、粉刺、酒渣鼻三名同种,粉刺属肺,渣鼻属脾,总皆血热郁滞不散所致。"历代医家对痤疮的病因病机论述颇多,但大多从肺胃郁热、阴虚血热、冲任失调等立论。目前治疗痤疮多采用苦寒药物为主,苦寒药物能暂时清除体内郁热,缓解临床症状,但日久会伤害脾阳,脾阳更虚,运化功能更弱,所以临床常见痤疮时好时坏,反复发作,迁延难愈。张老师采用针药合用,改变了以往治疗单一的方案,取得了较好的疗效。曲池、合谷属于阳明经,能健脾胃,提高机体免疫力,改变阳虚体质之本;大椎属督脉,针刺大椎可清泄肺胃蕴热、活血化瘀,加用肺俞穴疏风清热,可增泄肺热之力。"治风先治血,血行风自灭",因此取三阴交、血海以活血化瘀并泄火热,诸穴合用标本兼治,能清除体内蕴热之标。

九、疣

医案:

周某,女,15 岁,学生,2013 年 6 月 9 日就诊。

主诉:额部、两颧、两腮、下颌部皮疹 3 年,加重半月。

病史:3 年前患者无明显原因出现额部、两颧、两腮、下颌部皮疹,当时未在意,其后皮疹逐渐增多,曾在乾县及西安几家大医院治疗,诊断为扁平疣。内服西药,外用消疣灵治疗 2 年效果不显。半月前因感冒,症状加重来院求诊。

查体:两额、两颧、两腮、下颌密集分布芝麻大小扁平的实质性丘疹,境界清晰,高出皮肤,呈灰褐色。舌红少津,边有芒刺,脉浮数。患者平素喜食辛辣,觉头面烘热,便秘,3 ~4d 解 1 次。

中医诊断:疣(阳明火盛,复感风热)。

西医诊断:扁平疣。

治则:疏散风热,峻下腑实。

取穴:大椎穴。

操作:大椎穴常规消毒,梅花针重叩刺出血后用大号火罐吸拔,留罐 15min,出血约 40mL。

疗效:经治疗 3d,患者大便已通,部分丘疹已经结痂,1 周后,面部皮疹全部吸收,告愈。

按语:扁平疣是由人乳头瘤病毒感染而引起的皮肤病,目前认为与细胞免疫有关。疣的记载最早见于《灵枢·经脉》,隋朝巢元方的《诸病源候论》称疣目,"疣目者,人手足边忽生如豆,或如结筋,或五个,或十个,相连肌里,粗强于肉"。祖国医学认为,扁平疣是因肝失荣养,肝火妄动,气血不和,外感风邪之毒阻于肌肤而致血瘀、肌肤不润所致。治疗以疏风清热、疏肝解郁、疏通经络、运行气血为原则。本案患者平素喜食辛辣,致胃肠积热,热伏于内,复加外感,外邪引动内热,外溢肌肤,故见丘疹。热邪耗伤津液,故见舌红少津,大便秘结。面部烘热为阳明热盛之候。故取大椎出血留罐,以增强疏散风热,清热解毒之功。梅花针叩刺患处,以疏散面部之热邪。前后呼应,峻解热毒,服加味大承气汤,以疏泄阳明,内外合治,热毒自去,病当痊愈。大量临床研究证明,针刺疣体可疏通局部经气,通络散结,活血化瘀,祛邪消疣,激发机体抗病能力,使疣体干涸脱落,自然吸收消退,不留瘢痕。皮肤本身与免疫功能存在着密切的关系,是识别、处理和提供抗原的场所,针灸对细胞免疫和体液免疫均有促进和调整作用,可疏通疣体局部经络气机,开泄腠理,使局部血管开放,血量增多,随着血液的旺盛,血液中的淋巴细胞和巨噬细胞亦相应增多,免疫细胞浸润于病灶组织,从而增强细胞免疫功能,加强抗病毒、抗感染的功效。因此,针灸为主治疗扁平疣,疗效肯定,值得临床推广。

第三节 眼科病症

一、近视

医案:

王某,男,13岁,学生,2016年6月3日就诊。

主诉:视力下降2年。

病史:近几年学习紧张,作业繁重,加之喜爱看电视,导致视力下降。

检查:治疗时测眼视力为左眼 0.6,右眼 0.5。

中医诊断:能近怯远症(肝肾亏虚)。

西医诊断:屈光不正。

治则:补益肝肾。

耳穴:第一组心,肝,脾;第二组目 2,肾,胆。

操作:穴压子每日按压 3 次,每次 1~2min。两组耳穴交替使用,隔日治疗 1 次,10 次为 1 个疗程。

疗效:经治疗 2 个疗程后,眼科视力检查示左眼视力提高至 1.2,右眼视力提高至 1.0,停止治疗。嘱咐患者家长,孩子做作业每 30min 短暂休息,抬头遥视远方,并坚持眼保健操按摩。随访半年,患儿双眼视力均提高至 1.2 以上。

按语:近视,中医称能近怯远症,视近清楚,视远模糊,是眼屈光系统病变。张老师所在的陕西省中医药研究院在 20 世纪 80 年代曾专门成立耳穴贴压治疗近视眼研究小组,对不同年龄的近视眼患者进行分组治疗、观测、疗效评定。本案耳压治疗近视眼方案为我科耳穴贴压治疗近视眼研究小组筛选制定。"耳者,宗脉之所聚也",耳与脏腑经络之间存在着密切的联系。临床实践证明,刺激相关的耳穴,可疏通经络,调和气血,抑制睫状肌的过度收缩或解除其疲劳,促使视力恢复正常。临床研究结果显示,近视程度越低,年龄越小,疗效越好。14 岁以下年龄近视患者,耳穴贴压治疗效果肯定。

二、色盲

医案:

李某,男,23 岁,司机。1982 年 4 月 6 日就诊。

主诉:发现色盲半年余。

病史:患者 12 岁考入西藏秦腔剧团,19 岁当上司机,22 岁调入西安缝纫机厂工作,体检时查出红绿色盲。

查体:课题组采取石原忍氏、俞自萍氏2种色盲图谱的识别能力为指标,由我院眼科专科医师负责诊断。

中医诊断:视赤如白症。

西医诊断:红绿色盲。

取穴:甲组,太阳(双)、攒竹(双)、光明(双);乙组,风池(双)、四白(双)、足三里(双);丙组,风池(双)、四白(双)、三阴交(双)。

操作:上述3组穴位轮换交替使用。5min行针1次,留针15min,平补平泻法,12次为1个疗程。每日治疗1次,疗程间休息7d,每个疗程结束后进行检查,治愈后做巩固治疗,隔日治疗1次,针刺12次。

疗效:经过7个疗程的针刺治疗,眼科专科医师按课题组制定的疗效标准评定为痊愈。中止治疗后3个月、6个月由眼科专科医师进行随访复查,未见复发。

按语:王肯堂的《证治准绳》中有"视赤如白症"的病名,记载"谓视物却非本色也,因物着形之病,与视瞻有色,空中气色不同,或观太阳若冰轮,或睹灯火反粉色,或视粉墙如红如碧,或看黄纸似绿似蓝等类。"傅仁宇编的《审视瑶函》中有称"视物易色"症,并说"视物易色,病原非一,要当依色辨分明,方识轻重与缓急。"这就是色盲,现代医学一般认为色盲是不治之症,且男性多于女性。针灸治疗色盲症,近代文献中报道还不多,陕西省中医医院针灸科与眼科在1982年合作完成"针刺治疗先天性色觉障碍109例临床疗效观察。结果显示针刺治疗先天性色觉障碍疗效是肯定的,有效率达94.49%,治愈率占28.44%。其机理尚待进一步治疗观察和研究总结。

三、针眼

医案1:

张某,男,16岁,学生。2017年8月13日就诊。

主诉:右眼下睑突然红肿,痒痛3d。

病史:3d前咽痛,流黄涕,打喷嚏。口服感冒清好转。次日出现右眼睑发红。

查体:右眼下睑局部发红,睑中有一硬疖,舌稍红,苔薄黄,脉浮数。

中医诊断:针眼(热毒郁结)。

西医诊断:麦粒肿。

治则:清热解毒散结。

取穴:太阳(右)、四白(右)、阳白(右)、耳尖(双)。

操作:太阳、四白、阳白速刺不留针、双耳尖放血。患者入睡后,右眼硬疖处局部常规消毒,用2cm×2cm的消毒纱布,其中点涂如意金黄膏黄豆大小,外敷于疖肿处。

疗效:经数日治疗,患者疖肿消失,而愈。

按语:张老师认为,麦粒肿是常见的眼睑化脓性炎性反应,发生在上下眼睑,胞睑内应于脾,"属五轮中之肉轮",故其病变与脾胃关系密切。临床所见病因多为脾胃素蕴热毒,又过食辛辣膏粱之味,以及外感风热毒邪,致使热毒上攻,营卫失调,气血凝滞于胞睑而发病。儿童以及脾胃虚弱之人易患此疾,且易反复发作。本案患者系张老师之子,因外感发热,热毒上传,致右眼睑生"针眼"。由于上高中,学习紧张,无时间去眼科就医,所以采取居家治疗。张从正《儒门事亲》中明确指出,五官科病症宜首选放血疗法,又因中医辨证火热、风热病症最宜放血治疗,故采用双耳尖放血。眼周腧穴速刺不留针,具有疏风泻热,散瘀解毒的作用,符合《黄帝内经》"盛则泻之,宛陈则除之"的治疗大法,使血出邪尽,气血畅达,通则不痛,故可达到立竿见影之效。如意金黄膏是治疗疖肿的常用外敷药,是陕西省中医医院外科自制制剂,具有清热、散结、消肿之功。二诊合用,疗效倍增。

医案2:

高某,女,43岁,教师。2018年6月11日就诊。

主诉:左眼上睑红肿1周。

病史:1周前突感左眼痒痛,自点氯霉素眼药水,第3日发现左眼睑红肿,睑中有硬疬,前去西安市某三甲医院眼科就诊,医生建议手术治疗。患者惧怕术后眼部留疤,前来寻求中医治疗。

查体:左眼上睑红肿,睑中有一硬疬,舌稍红,苔薄黄,脉滑数。

中医诊断:针眼(热毒郁结)。

西医诊断:麦粒肿。

治则:清热解毒散结。

取穴:速刺太阳,四白,阳白不留针,双耳尖放血。外敷如意金黄膏。

疗效:经治疗3次,左眼上睑红肿减轻,硬疬局限。继续治疗1次而愈。

按语:本案患者为张老师的好友,因知悉张老师为其子治疗麦粒肿的经过及疗效而求诊。仍采用耳尖放血疗法。"耳为宗筋之会",耳与脏腑也有密切的关系。根据人体解剖部位在耳郭上的投影,耳尖穴实则是人体最下部在耳穴的反应点。放血疗法起到清热泻火、引火下行的作用,故具有止痛止痒、解毒退热之功效,促使麦粒肿未成脓的消肿,已成脓的破溃。本案为针刺、刺血、内服中药、外敷如意金黄膏治疗麦粒肿验案,具有价格低廉、操作简便、痛苦少、免于手术等优点,是中医治疗眼科疾病的范例。

四、视歧

医案:

秦某,女,66岁,家庭主妇。2015年1月9日就诊。

主诉:右眼外斜,双眼视物成双1月。

病史:1月前感冒后出现头痛、头晕、咳嗽、咳痰,自服感咳双清等抗感冒药好转,但逐渐出现视物不清,视物有重影,前往西安某部队医院眼科就诊,测血压160/95mmHg,头颅CT示腔隙性梗死,嘱咐口服降压药,抗血小板聚集药物。上症无改善后就诊于我科。

查体:右上眼睑下垂,右眼球外斜,活动不灵,瞳孔等大,对光反射存在。舌暗红,苔薄黄,脉弦数。

中医诊断:视歧(外感风热,气滞血瘀)。

西医诊断:动眼神经麻痹。

治则:疏风清热,活血通络。

取穴:局部取穴,睛明(右、速刺不留针)、攒竹(右)、瞳子髎(右)、阳白(右)、四白(右);辨证取穴,曲池(双)、合谷(双)、血海(双)、阳陵泉(双)、太冲(双)。

操作:上述穴位,常规针刺,平补平泻法,留针20min,10min行针1次。配合双耳尖放血,隔日治疗1次,2周为1个疗程。

疗效:宗上方治疗1个疗程后,患者右上眼睑下垂明显好转,视物较前清楚,眼球活动较前灵活,重影减轻。经过2个疗程的治疗,患者右上眼睑下垂、右眼外斜得到基本矫正,重影消失,停止治疗。随访1月,患者病情稳定。

按语:复视在中医属于"视一为二",是机体阴阳失衡、脏腑功能失调的局部反映。中医古代文献中无复视病名记载,此病的描述可见于《灵枢·大惑论》"精散则视歧,视歧见两物"。多由肝肾亏虚,精髓不足,目失所养而成。脑为髓海,髓由肾所生,而目为肝之窍,肝肾精血旺盛则髓海充足,视物正常,反之则出现视物不清或分散。张老师认为,本案患者属外感风热、气滞血瘀而病。右睛明穴速刺不留针,攒竹、瞳子髎、阳白、四白穴均属局部取穴,有改善眼周局部循环,促使血液供养及泄热的作用,曲池、合谷穴可疏散风热;血海穴可活血化瘀。阳陵泉、太冲穴是治疗目疾的要穴,可平肝潜阳;配合双耳尖放血,既泄热,又活血。诸穴配伍,共奏疏通经络、调和气血、平衡阴阳、祛邪扶正而达到视物正常,治愈复视之功。本案患者病程短,治疗及时,疗效佳,具有一定的临床应用价值。

五、赤眼

医案:

王某,男,36 岁,工人。2017 年 6 月 3 日就诊。

主诉:双眼畏光干涩,流泪 2d。

病史:1 周前咽痛,流黄涕,口苦,咽干,小便色黄,2d 前出现双眼畏光、干涩、流泪。

查体:双眼睑红肿,结膜充血,眼屎多而胶黏,舌质红,苔薄黄,脉浮数。

中医诊断:天行赤眼(热毒郁结)。

西医诊断:急性结膜炎。

治则:清热解毒散结。

取穴:耳尖(双)、太阳、攒竹。

操作:太阳、攒竹速刺不留针,耳尖点刺出血,大椎穴梅花针叩刺,加大号火罐留罐 10min。

疗效:次日又依上方,针刺 1 次,患者痊愈。

按语:急性传染性结膜炎,俗称红眼病,属中医学天行赤眼的范畴,在夏天最易流行,多由于天气炎热,人体感受疫疠之气,火热毒邪上绕,上攻于眼所致。《针灸经外奇穴治疗诀》载:"耳尖,目疾久不愈,眼红肿者可刺血"。本病西医常规进行抗病毒及抗菌治疗,一般需治疗 1 周才能奏效,而用中医采用穴位放血疗法,旨在邪有出处。此法简单易行,疗效迅速,经济实惠,有较高的临床应用价值,值得推而广之。

六、绿风内障

医案:

昝某,女,53 岁,工人。2018 年 4 月 9 日就诊。

主诉:左眼胀痛,视力下降,左侧头疼 2 年。

病史:2 年前视力下降,头痛,左眼胀痛前去西安某医院眼科就诊。诊断为左眼青光眼,经用毛果芸香碱点眼液治疗,左眼胀痛减轻,但仍然头痛,视物模糊,前来要求针灸治疗。患者平时忧思易怒。

查体:按压左眼球压力较右侧偏高,便秘,口干,口苦,两颧红,舌暗红,脉弦数,血压:140/90mmHg。

中医诊断:绿风内障(肝阳上亢,肝火旺盛)。

西医诊断:青光眼。

治则:平肝潜阳,滋阴降火。

取穴:局部取穴,睛明(左)、太阳、阳白、四白、率谷、风池(双);辨证取穴,阳陵泉(双)、太冲(双)。

操作:上述穴位,常规针刺,针刺用泻法,2 周为 1 个疗程,隔日治疗 1 次。疗程间休息 7d 再进行下 1 个疗程的治疗。

疗效:经治疗 1 个疗程,患者视物较前清楚,左侧头疼、左眼胀痛明显减轻,大便通畅。停止治疗。

按语:青光眼是一种不可逆的致盲性眼病,发病机制极为复杂,而药物或手术尚不能完全阻止青光眼性视神经损害的进一步发展。青光眼属于中医绿风内障和青风内障等五风内障范畴,是由肝气郁滞,脾湿生痰,肝胆火炽,阴虚阳亢等致气血失和,经脉不利,目中玄府闭塞,神水瘀积所致。疾病反复发作,日久元气衰惫,肝肾精血亏损,目窍失养,神光衰微。临床常采用针刺配合中药,治疗青光眼有显著的降压及止痛作用,且能改善其他兼症,是治疗青光眼的有效方法之一。大量研究结果显示,针刺可能具有降低眼压,增加房水流出、调节房水分泌的作用,并可通过对全身的调节,加强视神经的营养供应和减少视网膜神经纤维因眼压力增大造成的损伤,从而保护神经节细胞的作用。张老师指出,本病有急性与慢性之分,急性者骤然发病,症状较剧,头痛剧烈,眼珠胀痛欲脱,痛连眼眶目鼻,视力急剧下降,建议去眼科专科治疗;慢性青光眼,西医无有效治疗方法,可采用针灸,或针灸配合中药治疗。滋补肝肾类中药联合针刺治疗对于眼压已控制的青光眼的视功能有一定的保护作用,其作用机制可能与视神经节细胞和神经纤维的缺血缺氧状态得到改善有关。

七、电光性眼炎

医案：

白某,男,32岁,电焊工人。2012年9月8日就诊。

主诉:眼痛、流泪、羞明、畏光2日。

病史:3日前工作中,因焊接一小部件时,认为时间短便未戴防护罩,次日觉双眼不适,前去某医院眼科就诊,嘱咐点眼药,氯霉素眼药水每日点3次,效果不佳,患者要求针灸治疗。

查体:双眼结膜轻度充血,流泪。舌红,苔薄黄,脉浮数。

中医诊断:目病(外感风热)。

西医诊断:电光性眼炎。

治则:疏风清热。

取穴:局部取穴,太阳(双)、合谷(双);辨证取穴,风池(双、速刺不留针)、双耳尖放血。治疗完后患者即觉眼痛减轻。

疗效:经过5次治疗,患者诉眼痛消失,流泪、羞明、畏光亦明显好转,痊愈。

按语:张老师提到,本病与中医的风火赤眼相似,因为本病的症状如目赤畏光、疼痛灼热等皆属于阳经热证,根据经络学说"阳经多泻,阴经多补""阳经清热,阴经治寒"的原则,采用三阳经的穴位清热泻火,明目止痛。眼周取太阳双,速刺不留针,有疏风、清热、明目之功,为局部取穴。合谷双、风池双,速刺不留针,为辨证选穴,手阳明大肠经的合谷,足少阳胆经的风池是阳经的清热要穴,二者配合应用能治热病的目赤肿痛,前者能泻热止痛,后者能疏风止泪,故目赤肿痛消。

八、视神经萎缩

医案:

Mohammed Ali,男,42岁,苏丹教师。2004年6月3日就诊。

主诉:双眼视力下降1年。

病史:1年前患视神经炎,双眼视力下降,在苏丹首都喀土穆眼科医院,喀土穆大学眼科医院治疗,诊断为视神经炎。虽一直治疗,但视力仍不断下降。其妻用竹竿引领来中国医疗队寻找中国医生治疗,医疗队眼科专家推荐针灸治疗,平素易腰酸,头晕。

查体:右眼视力,0.02,左眼视力为0.03,两外眼(-),对光反射存在,眼底,两侧视神经乳头完全苍白,边界清楚,生理凹陷扩大,中心血管径路清,黄斑区反光消失,中心亮点不见,耳鼻(-)。舌暗红,苔薄白,脉涩。

辅助检查:头颅CT(-)。

中医诊断:目病(瘀血阻滞,络脉不通)。

西医诊断:视神经萎缩。

治则:活血化瘀,滋补肝肾。

取穴:甲组,局部取穴:睛明(双)、球后(双),速刺不留针;辨证取穴,血海(双)、三阴交(双)。乙组,局部取穴:风池(双);辨证取穴,肝俞(双)、膈俞(双)、肾俞(双)、光明(双)。

操作:用平补平泻手法,2组穴位交替使用,留针30min,10min行针1次,12次为1个疗程,隔日治疗1次,疗程间休息7d再进行下一个疗程的治疗。

疗效:经治疗2个疗程,疗效不显著,患者要求继续治疗,经治疗6个疗程,复查,右眼视力为0.5,左眼视力为0.6,眼底两侧视神经乳头由完全苍白变为微红,其他检查项目均有不同程度好转。

按语:视神经萎缩是临床中常见的一类低视力或致盲性眼病,该病具有较高的发病率和致残率,对人们的正常生活造成严重的影响。中医认为肝开窍于目,肝肾同源,目和脏腑经络有密切关联,其中与肝肾关系更为密切。而水亏火旺,肝肾真元耗伤,精气不能上濡于目,导致眼目局部血液循环减慢,发生微循环障碍是引起视神经炎继发视神经萎缩的主要原因。西医对视神经萎缩的治疗效果并不明显,因此,目前中医成为了治疗视神经萎缩常用的有效方法。在中医治疗视神经萎缩的过程中一般从虚和瘀着手,针灸时主要选取化瘀通络、明目开窍之睛明、球后等穴位进行治疗,辨证选取益气养血、补益肝肾、疏肝解郁等穴位达到开启闭郁之玄府,以使患者的视力功能得到恢复的目的。张老师认为,本案采用活血化瘀、滋补肝肾之法,睛明、球后速刺不留针,为局部取穴,可活血明目;血海、三阴交可活血化瘀,滋阴明目;胆经的风池、光明,是治目疾的要穴,膈俞为八穴之一,血会膈俞,是治疗瘀血的主要穴,肝俞、肾俞滋补肝肾。诸穴配合治疗能改善血液循环,减少组织坏死,减少渗出和加速吸收等,从而改变眼底营养状况,促使视神经细胞功能恢复,终使眼底顽疾得到改善。

第四节　其他病症

一、郁证

医案:

李某,男,31岁,2013年6月23日就诊。

主诉:心烦易怒、失眠多梦2年,加重1周。

病史:2年前患者因工作劳累,逐渐出现无故烦躁、易怒、不自主思虑过度,休息后无明显改善,此后上述症状逐渐加重。多疑、猜忌、夜间多梦、失眠、情绪不能自控。曾于外院就诊,考虑为焦虑症,给予抗焦虑药物治疗(具体不详),1周前无明显诱因自觉症状进一步加重,为求针灸治疗来诊。舌质淡,舌体胖大,苔薄白,脉沉细。

中医诊断:郁证(肝郁脾虚)。

西医诊断:焦虑症。

治则:疏肝解郁、健脾安神。

取穴:体针,四神聪、印堂(双)、太阳(双)、风池(双)、内关(双)、太冲(双)、侠溪(双)、足三里(双)、天枢(双)、中脘、神门(双);耳穴,心、肝、脾、肾、神门。

操作:上述穴位,常规针刺,足三里、神门、内关用补法,侠溪、太冲用泻法,余穴平补平泻,风池、太阳穴加用电针,选用连续波。留针30min,每15min行针1次。耳穴治疗用王不留行籽于心、肝、脾、肾、神门各反应点按压,隔日1次,双耳交替治疗。连续治疗2周为1个疗程。

治疗:上述方法治疗1个疗程后,患者睡眠症状明显改善,情绪可基本自控。后继续治疗2个疗程,急躁易怒症状进一步改善。

按语:焦虑症在中医中与郁症、怔忡、不寐等病症相关,多由情志不畅、气机失常导致心肾不交、心气不足或肝气郁积、痰热内蕴致神失所养而致。现代医学认为,脑为思维活动的场所,主宰人的精神活动,人的一切活动均受大脑控制,脑组织功能代谢通过血液提供能量和氧。通过针灸刺激可改善脑局部缺血区的糖代谢,激发受损脑细胞的再生,有助于脑功能的恢复。焦虑症作为精神类疾病,可通过调节脑部功能,平衡紊乱的脑组织状态,同时焦虑症中的各项症状也可由脏腑功能失调引起,心肝脾肾的气机失常也会导致神志不安等。张老师认为,本案患者平素工作劳累,情志不舒,气机不畅,致脾失健运,心失所养,结合舌脉,证属肝郁脾虚,治宜疏肝解郁、健脾安神。本病治疗以针灸调节脏腑功能为主,取足三里、神门、内关用补法,以补益心脾,养心安神;足三里为足阳明胃经合穴,针刺能调节所属脏腑的经气,调节脾胃、益肝补肾;神门为心经之原穴,是心气出入门户,刺之能安神定志,静心安眠;内关为心包经之络穴,且为八脉交会穴,能通阴维脉,理气调神,达到安神定悸作用;取侠溪、太冲用泻法,以疏肝理气,解郁除烦;针刺天枢、中脘以健脾和胃;针刺四神聪、印堂、风池、太阳以镇静安神,宁心定志。诸穴配合,共奏疏肝解郁,健脾安神之功,故能收到满意的治疗效果。

二、颤证

医案:

张某,男,69 岁,于 2013 年 3 月 22 日就诊。

主诉:手足不自主抖动 2 年。

病史:患者 2 年前无明显诱因自觉右上肢抖动不已,之后逐步发展至四肢,且起步困难,而一旦行走则又难以停下,动作减少,表情呆滞,被多家医院诊断为帕金森病,服用美多芭等西药后症状有所好转,但难以控制病情继续发展,且服药后出现诸多副作用,如头晕、便秘等,要求针灸治疗来诊。就诊症见:四肢不自主抖动,伴头晕、头沉。

查体:表情呆板,思维尚清晰,双手为搓丸样震颤,慌张步态,须扶行,肌张力高。舌质红,少苔,边有齿痕,脉细略数。

中医诊断:颤证(气阴两虚,阴虚风动)。

西医诊断:帕金森病。

治则:益气养阴、熄风止痉。

取穴:舞蹈震颤区、运动区、百会、风池、曲池、足三里、手三里、合谷、阳陵泉、三阴交、太溪。

操作:百会及头皮穴位均用平刺法,风池穴向鼻尖方向进针,其余穴位按常规刺法,针刺得气后,在舞蹈震颤区、运动区,先行手法快速捻转,频率为 120 次/min 左右,行针 1min 左右,再于曲池、足三里分别接通电针仪,行脉冲电刺激,强度以患者能耐受为度,留针 30 ~ 60min,隔日 1 次。连续治疗 2 周为 1 个疗程。

疗效:经 10 次治疗后,患者症状有所减轻,尤其是震颤减轻明显,嘱逐渐减少西药剂量,经半年多针刺,西药量减至原剂量1/3,原有副作用均消失,双手仅有轻微震颤。

按语:帕金森病又名震颤麻痹,是一种常见于中老年的神经系统变性疾病,临床上以静止性震颤、运动迟缓、肌强直和姿势平衡障碍为主要特征,中医学称之为颤证、震颤。明代王肯堂的《杂病证治准绳·诸风门·颤振》中说:"颤,摇也;振,动也。筋脉约束不住而莫能任持,风之象也……此病壮年鲜有,中年以后乃有之,老年尤多"。帕金森病病位在脑,病变脏腑主要在肝,涉及肾、胆等。督脉、大肠经、胆经、肝经、肾经、膀胱经是现代针灸临床治疗帕金森病最常使用的六条经脉。张老师指出,本案是较典型的帕金森病,从舌脉分析,患者属气阴两虚,阴虚风动,所以治疗时重用补法,头皮部位的穴位百会、舞蹈震颤区、运动区是治疗的主穴,要达到足够的刺激量,采用先手法刺激再结合脉冲电刺激效果良好。针刺风池穴以熄风止痉,现代医学已证明,针刺可以刺激头部经气,调节全身阴阳,改善全身症状。针刺足三里、合谷、三阴交、太溪以益气养阴,针刺阳陵泉以养血柔筋,针刺手三里、曲池以疏通局部经气,各穴合用,调和阴阳,肝肾同治,共奏滋阴熄风,养血柔筋,熄风止痉之功。需强调的是,治疗时应针药结合,药物宜逐步递减;治疗以早期为佳,只有长期坚持治疗才能取得较好的效果。

三、汗证

医案:

葛某,女,43岁,2012年9月中旬就诊。

主诉:双侧腋下汗多、汗臭20余年,加重1月。

病史:20余年前患者晨起后出现双侧腋下汗多,经常汗湿衣服,衣服局部可见浅黄色汗渍,当时无异味。随后每遇炎热、潮湿的夏季,患者汗液较前明显增多,用纸巾擦拭时可见极少量浅黄色汗渍,伴极轻微汗臭,经洗澡、更换衣服后汗臭消失。近5年患者上症加重,汗液呈淡黄色,汗臭明显,伴心烦易怒,阵发性潮热、胸前区汗出,睡眠差,焦虑,月经延期、量少、不规律等,经治疗,上症无缓解。1月前患者因家事与人大吵后,自觉汗出症状加重,头汗、体汗、前胸汗出明显增多,汗臭较前加重,经洗澡、换衣不能消除,遂就诊。就诊症见:双侧腋下汗多、汗臭,汗液呈淡黄色,口苦口干,烦躁易怒,腹部怕冷,不喜冷饮,晚上难入睡且睡后易醒,小便黄,大便干,3～5d解1次。平素性格泼辣,易生气,喜食辛辣刺激食物。

查体:神志清,精神可,语声高亢,形体偏瘦。舌尖红,苔黄燥腻,脉弦滑略数。

中医诊断:汗证(湿热内蕴,气阴两虚)。

西医诊断:腋臭。

治则:清热利湿、益气养阴、敛汗止汗。

取穴:常规取穴,合谷(双),复溜(双);辨证取穴,中脘、天枢(双)、内关(双)、足三里(双)、太冲(双)、厉兑(双)。

操作:上述穴位,每次留针30min,每15min行针1次,每日1次,12次为1个疗程。其中复溜用补法,合谷用泻法,余穴平补平泻法。待患者舌苔转为舌质淡,薄白苔时中脘、天枢、内关速刺不留针,配合神阙、中脘、气海穴艾盒温灸以温通腹部经气、益气敛汗止汗。

疗效:宗上方,经过2个疗程的治疗,患者出汗较前逐渐减少,口苦口干减轻,情绪趋于稳定,腹冷好转,腋下汗臭逐渐消失,而病愈。

按语:腋臭为临床常见病,是指由于腋窝、外阴、口角等部位的大汗腺排泄的汗液中,脂肪酸(呈淡黄色,较浓稠)较高,经皮肤表面的细菌,主要是葡萄球菌的分解,产生不饱和脂肪酸而发出臭味。其病因与内分泌因素(25%)、细菌(10%)、遗传(15%)有关。一般轻症患者不必治疗,仅需勤沐浴,勤换衣物、袜子,保持局部清洁干燥即可;重症患者可选择激光或手术治疗。本病属中医汗证范畴,张老师认为,本病多是由于湿热内蕴肝胆所致。患者素体偏瘦,属阴虚阳热体质,加之常年做生意,饮食起居失调,伤及脾胃,脾胃虚寒,脾失健运,痰浊内生,痰湿日久,蕴里化热,泛溢于肌表,腠理开阖失司,故见汗出增多;湿热迫汗外出故见汗液呈淡黄色;湿热阻于肝胆经,上映于口舌,故见舌苔黄厚腻、口苦;热伤津液,故见舌燥、口干、大便干;热扰心神,故见烦躁易怒、失眠;湿热下注于膀胱,故见小便黄;纵观患者诸症,以脾胃虚寒、气阴两虚为本,湿热内蕴为标,故治疗上,根据急则治标原则,应先清热利湿,健脾除湿,再温补脾胃,健脾化痰、益气养阴;故前期治疗时,选中脘、天枢、内关、足三里健脾除湿,太冲、厉兑清热利湿;合谷、复溜为止汗要穴,在清热、利湿基础上,使用此组对穴以敛汗止汗;待患者舌苔转化为舌质淡、苔薄白时,提示体内湿热已清,故此时加用神阙、中脘、气海穴艾盒温灸,以温补脾肾,健脾化痰,益气敛汗。

四、肥胖

医案:

贾某,女,59岁,2014年6月下旬就诊。

主诉:渐进性体重增加10年。

病史:10年来患者体重渐进性增加,现患者身高160cm,体重83kg,要求减肥。就诊症见:形体肥胖,咽部有痰,咳吐不出,大便干3~7d解1次。舌质淡暗,苔薄白腻,脉沉细。既往有高血压病史10余年,经服药血压控制正常。

辅助检查:血脂示甘油三酯、胆固醇、低密度脂蛋白均高于正常值。腹部血管超声示颈动脉粥样硬化并斑块形成。心电图示窦性心律,心率72次/min,ST-T改变。

中医诊断:肥胖(气虚痰阻)。

西医诊断:肥胖。

治则:益气健脾,化痰除湿。

取穴:局部取穴为天枢(双)、中脘、下脘、梁门(双)、滑肉门

（双）、外陵（双）、大巨（双）、水道（双）、大横（双）、腹结（双）、归来（双）、带脉；辨证取穴为气海、关元、血海（双）、阴陵泉（双）、太白（双）。

操作：上述穴位，中脘、下脘、天枢、水道、滑肉门、阴陵泉、血海均取泻法，气海、关元、太白均取补法；余穴平补平泻法。选取长针直刺，针刺时针尖直达肌肉层，选取多针排刺的方法，于腹部选取6～8穴电针，连续波，每次30min，配合腹部拔罐，每日1次，12次为1个疗程。

疗效：经治疗4个疗程，患者体重减轻10kg，腰围减少5cm。

按语：张老师指出，针灸减肥是在中医经络理论指导下，通过针刺特定的腧穴，以调理脏腑、运行气血、疏通经络，从而达到减肥目的的一种治疗手段。现代医学认为，针灸的减肥作用主要是通过调节神经系统、内分泌系统、水盐代谢、脂质代谢的过程来实现的。本案患者素体肥胖，属多痰多湿体质，其肥胖考虑为痰湿过多伤脾，脾失健运，继而生痰生湿所致，痰湿留滞脾胃，脾胃更伤，痰湿代谢异常，水液留滞皮下，故治疗上应以健脾、利水、除湿为原则，选用健脾布津、祛湿化痰、通利水道的腧穴，通过促进水液代谢，利尿减重，提高减肥疗效。本案以阳明胃经为主取穴，即取其健脾利湿之意，多针排刺可以加强针感，加强水液代谢。

五、胞垂

医案1：重症肌无力——眼肌型（痰热型）

董某，女，59岁，2012年10月22日就诊。

主诉：双眼睑下垂1年。

病史：1年前无明显诱因出现双眼睑上抬无力，休息及晨起时症状减轻，劳累及傍晚明显加重。曾于外院就诊，行"新斯的明试验"阳性，考虑重症肌无力——眼肌型，患者未坚持系统治疗，症状逐渐加重。现症见：双眼睑下垂，面红，体胖，多汗，全身乏力。既往患高血压病 10 余年,口服药物治疗,自诉血压控制良好。

查体:面红,体胖,多汗,双眼睑下垂,眼球活动灵活,视力粗测正常,视野无缺损。舌质淡,体胖大,边有齿痕,苔黄微腻,脉细数。

辅助检查:头颅 MRI 未见明显异常。

中医诊断:胞垂(气血不足,痰热内阻)。

西医诊断:重症肌无力——眼肌型。

治则:益气养血,清热化痰。

取穴:局部取穴为阳白、攒竹、太阳、四白;辨证取穴为天枢、中脘、下脘、水分、气海、关元、阴陵泉、足三里、三阴交、劳宫、侠溪、丰隆。

操作:以上穴位,均取双侧,常规针刺,中脘、下脘、阴陵泉、劳宫、侠溪、丰隆用泻法,气海、关元、阴陵泉、足三里用补法,于双侧阳白、攒竹及太阳、四白穴加用电针。针刺结束后,加用耳穴:肝、脾、肾、眼。每日治疗 1 次,12 次为 1 个疗程。每疗程间休息 2d。

疗效:经治疗 2 个疗程,患者症状无显著改善,要求继续治疗,宗上方,加刺五脏俞、膈俞,4 个疗程后,患者双眼睑力量逐渐有所改善。继续治疗 6 个疗程,患者双眼睑力量基本恢复正常,遂停止治疗。3 个月后随诊,未见复发。

按语:重症肌无力属于中医痿证范畴,痿证的发生主要与脾、肾、肝三脏功能失调有密切关系。《素问·痿论》曰:"阳明者,五脏六腑之海,主润宗筋,宗筋主束骨而利机关也"。本案病机以脾胃虚弱为本,日久由虚致损,并渐而延及他脏。损及肝肾则肝血不足,肝窍失养,肾精亏损而致眼睑下垂。针对痿证的治疗,《素问·痿论》曰:"治痿独取阳明",《灵枢·经脉》曰:"陷下则灸之",根据这些原则,针灸取穴以多气多血的阳明经穴及调补脾、肝、肾的相应穴位为主,补虚泻实,疏通经脉。正如《素问·痿论》指出:"各补其荣而通其俞,调其虚实,和其逆顺",诸穴合用,共奏疗病起痿之功效。张老师认为,针灸治疗眼肌型肌无力有独特优势,但在上述处方中如加刺百会穴,效果会更好,但整体疗程较长,需医生与患者相互配合,坚定战胜疾病的信心,最终均可取得较好的疗效。

医案 2：重症肌无力——眼肌型（湿热型）

董某,女,74 岁,西安市五典坡村村民,2012 年 7 月 3 日就诊。

主诉:右眼睑下垂 3 年。

病史:3 年前出现右眼睑下垂,经西医医院确诊为重症肌无力 - 眼睑下垂型,经 2 年多治疗无效。

查体:患者形体肥胖,面红,右眼睑重度下垂,不能视物,舌体胖,苔黄腻,脉滑数。

中医诊断:胞垂(脾胃不和,湿热阻滞)。

西医诊断:重症肌无力——眼肌型。

治则:健脾和胃,清热利湿。

取穴:局部取穴为攒竹、太阳、四白均取右侧;辨证取穴为水分、滑肉门、天枢、阴陵泉、丰隆、太冲取双侧。

操作:常规针刺,施以泻法,于攒竹 - 太阳选 G6805 - 2 型电针机每次通电 15min,留针 30min,隔日治疗 1 次,每周于耳尖,大椎各放血 1 次。10 次为 1 个疗程,疗程间休息 7d。

疗效:治疗 3 个疗程,患者眼睑下垂未见好转,建议患者终止治疗,但患者坚持要求继续治疗,宗上方,加刺患侧耳穴:眼、肝、三焦,治疗 23 次,患者右眼已睁开,临床告愈。

按语:重症肌无力是一种自身免疫性疾病,可表现眼睑下垂、四肢无力、吞咽困难甚至呼吸困难等症状。本病属于中医痿证范畴,脾主肌肉,眼睑亦属脾,故起病者多因脾虚所致,而气虚日久亦可致气滞、血瘀及血虚。早在《黄帝内经》中便有记载:"因于湿,首如裹,湿热攘,大筋软短,小筋弛长,软短为拘,弛长为痿",以痿躄、脉痿、筋痿、肉痿命名和分类。而《症因脉治》中将痿证分为外感与内伤,外感包括风湿、湿热与燥热,内伤则由肺热、心热、肝热、脾热及肾热所致。重症肌无力眼睑下垂,为临床难治病,针灸有扶助正气,增强体质,调整阴阳气血,激活整体机能,抵制病邪的作用。张老师指出,只要针法熟练,坚持治疗,就一定能获得疗效。有时单一针刺效果不佳时,配合放血、耳针,往往会明显提高治疗效果。该患者2013年左眼睑又出现下垂,宗上方,经治疗25次再次痊愈。

医案3:动眼神经麻痹(气血不足型)

马某,男,15岁,2001年4月13日就诊。

主诉:左眼睑下垂6年。

病史:6年前患者上学期间突然发热,随即出现面部疱疹,后班上几十名同学都出现相似症状,经上级医院诊断为"水痘",入住儿童医院治疗,当天下午出现左眼睑下垂,经腹穿后确诊为左动眼神经麻痹。口服维生素、理疗等治疗无显效。

查体:患儿面黄体瘦,左眼睑下垂遮盖全眼球,左额纹变浅,上翻左上睑方能看到眼球,舌淡红、苔薄,脉沉弱。

中医诊断:睑废(脾胃虚弱,气血不足)。

西医诊断:动眼神经麻痹(左)。

治则:健脾益气,补血通络。

取穴:局部取穴为百会、攒竹(左)、太阳(左)、阳白(左)、四白(左)、头维(左);辨证取穴为中脘、关元、阴陵泉(双)、太冲(双)。

操作:采用G6805-1电针仪。头维用正极,攒竹用负极,太阳用正极,四白用负极。选用连续波,每次通电15min,隔日治疗1次。嘱患者家长,每次用温和灸法灸百会、神阙20min,15次为1个疗程。

疗效:8次治疗后,患者眼睑有上提反应,后可见露睛0.5cm,35次治疗后,患者眼睑活动自如,告愈。随访半年,未见复发。

按语:祖国医学认为,动眼神经麻痹属于睑废、风牵偏视的范畴,多因脾虚、中气不足,肝肾亏虚,风客胞睑、经络阻滞及眼睑受损所致。《银海指南》载:"中气不足,为眼皮宽纵。"脾主肌肉,胞睑为肉轮,归脾胃主司,若脾胃气血充足则胞睑濡养充分,眼睑开合自如。若脾虚气弱,则胞轮失于濡养,而成为上胞下垂之症。临床治疗以补气养血、活血通络、升阳举陷为主。临床研究显示,针灸具有良好的调整作用,可改变微循环的调节及血流量,表现为血管通透性增加,紧张度降低,毛细血管流速加快,从而提高神经兴奋性,改善局部营养代谢,加速恢复面部的肌肉、神经功能。张老师认为,该治疗取穴局部选穴加全身选穴组成。攒竹、阳白、四白、太阳、头维有疏通眼周围局部经络,促进眼周血液循环的作用,加电针选连续波有兴奋眼周肌肉的功效。选百会、中脘、关元、阴陵泉有补益脾胃的作用,百会穴配合中脘穴有补中益气之功效;肝开窍于目,太冲有疏通眼周经络之功,属远端取穴,灸百会、神阙可提高机体正气。眼周经络通,血液循环增强,肌肉得以濡养,脾胃之气得以补益,故病愈。

医案 4:动眼神经麻痹(痰热型)

陈某,女,68 岁,2012 年 11 月 21 日就诊。

主诉:右侧眼睑下垂 1 年余。

病史:患者平素劳累,近 1 年前无明显诱因出现右侧眼睑下垂,右眼不能外展,经外院治疗(具体不详)无效。既往左眼睑下垂,经治疗已愈(具体不详)。就诊症见:右眼睑下垂,面色潮红,身热,体胖,乏力,自汗出。

查体:右侧眼睑下垂,右眼外展受限、内斜,余(−)。舌尖红,舌体胖大,边有齿痕,苔黄腻,脉弦细。

辅助检查:头颅 CT 未见明显异常。

中医诊断:胞垂(气血不足,痰热内阻)。

西医诊断:动眼神经麻痹。

治则:补益气血、化痰清热、活血通络。

取穴:局部取穴为阳白(右)、太阳(右)、头维(右)、四白(右);辨证取穴为天枢(双)、中脘、下脘、水分、气海、关元、阴陵泉(双)、三阴交(双)、足三里(双)、太溪(双)、劳宫(双)、足窍阴(双)。配合耳穴为肝、脾、肾、眼。上述穴位,常规针刺,气海、关元、足三里、太溪用补法,足窍阴、劳宫用泻法,余穴平补平泻,阳白、太阳穴加用电针,选用连续波。留针30min,每15min行针1次。10次为1个疗程。疗程间休息7d。耳穴治疗用王不留行籽于肝、脾、肾、眼反应点按压,隔日1次,双耳交替治疗。

疗效:经治疗4个疗程后复诊,患者右眼睑可轻度上提,7个疗程后右眼睑活动正常,告愈,随访3个月未见复发。

按语:本病为动眼神经麻痹,症状表现以眼睑下垂为主,属中医胞垂范畴,又称上胞下垂。主因先天禀赋不足,命门火衰,心脾阳虚,心神无力指使于目之开合,脾阳虚无力主肌肉,故双眼上胞下垂,不能抬举。另有后天者,多由脾阳虚,中气不足,或风痰乘虚阻络,以致肌肉失养而抬举无力。针刺治疗动眼神经麻痹取穴以眼周局部取穴为主,经脉主要与足阳明经、足太阳经、足少阳经相关,治疗方法主要选取透穴疗法、头针疗法、电针治疗、经筋刺法、放血疗法等。该患者年近七旬,正气不足,加之平素劳累,耗气伤血,气血亏虚;气虚脾失健运,脾虚无力主肌肉,故双眼上胞下垂,不能抬举;气虚,卫外不固,津液外溢,则自汗出;气血不足,无以充养四肢,则见全身乏力;脾失健运,痰湿内生,痰湿日久郁而化热,热邪上扰,则见面红、身热等症。身热、面潮红、体胖均为实热之象,故针选足窍阴、劳宫泻法以泻热,胞垂、乏力、自汗出为气血不足所致,应培补先后天之本以补益气血,故选气海、关元、足三里、太溪用补法。张老师认为,中医辨证论治,疗效确切,只要详细询问病史,仔细观察舌脉症,辨证准确,坚持治疗,均可取得满意的疗效。针灸治疗与西医的药物及手术治疗相比副作用少,安全性高,依赖性不明显,操作简单,易为患者接受,且远期疗效较好,具有较高的临床价值。

六、眉棱骨痛

医案：

杨某，女，51岁，公司职员。1999年2月1日就诊。

主诉：右眉楞骨痛3月。

病史：患者平时工作压力大、易心烦、急躁、易怒。右侧眉楞骨痛、月经不调，伴有头痛，口苦，平素便秘，在西安多家医院治疗，服中西药效果不佳。

查体：右眉楞骨按压痛，舌暗红，苔薄黄，脉弦数。

中医诊断：眉棱骨痛（肝阳上亢，肝胆湿热）。

西医诊断：眶上神经痛。

治则：平肝潜阳，清利湿热。

取穴：局部取穴为右攒竹透鱼腰，太阳、四白，加电针，选疏密波，通电5min；辨证取穴为膻中、内关（双）、阳陵泉（双）、三阴交（双）、太冲（双）用泻法，常规留针30min，隔日治疗1次，10次为1个疗程。

疗效：经治疗2个疗程，患者诸症悉减。

按语：眶上神经痛属于中医的眉棱骨痛，病名见于《眼科阐微》。本病多因风热之邪，上扰清窍。太阳为一身之表，起自睛明，经眉头之攒竹穴，过前额，至巅顶，下至枕部。风热外犯，上先受之，故有眉棱骨疼痛；或因风痰上逆，浊阴所乘，脉道阻滞，清阳不能外达于目，故而疼痛；或因肝血不足，头目无所滋养而有眼眶骨疼痛者；或因暴怒伤肝，肝郁气滞，郁久化火，肝火上扰，故见眉棱骨痛。《灵枢·寒热痛第二十一》曰："足太阳有通项于脑者，正属目本，名曰眼系；头目苦痛，取之项中两筋间……"。张老师认为，本案患者因情志不畅致病，见眉棱骨痛，选右攒竹透鱼腰、太阳，加电针，疏密波，为在病变部位取穴，有疏通经络，活血止痛之功。膻中、双内关、阳陵泉、三阴交、太冲远端取穴可平肝潜阳，调整内分泌。亦可配合中药汤剂柴胡疏肝散加减,可疏肝解郁,清利肝胆。中药、针刺、电针合用,相得益彰,共奏清热解表,平肝熄风,明目止痛之功效。

七、眼睑痉挛

医案:

刘某,女,46岁,自由职业,2006年3月2日就诊。

主诉:右眼下睑不自主跳动16d。

病史:患者因近期生意不顺,急躁,易怒,夜休不佳,16d前开始出现右眼下睑不自主跳动,经休息热敷眼部无效今就诊。

查体:面色微红,右眼下睑跳动频繁,不能控制。

中医诊断:面风(肝阳上亢,肝风内动)。

西医诊断:眼睑痉挛。

治法:平肝潜阳。

取穴:耳尖穴(双);耳针取穴为肝、神门、眼。

操作:均斜刺进针,留针30min。隔日治疗1次。

疗效:宗上方,治疗5次,痊愈。

按语:中医认为眼睑痉挛为精神刺激致肝郁气滞,肝阴暗耗,经气逆乱,肝风内动;或劳累过度,耗伤气血;或久病年老体虚,肝阴不足,血不养筋;或风邪久羁经络等,与目闭不开有相似之处。《黄帝内经》云:"风盛则动""诸风掉眩,皆属于肝。"本病症状以抽动、收引为特征,是风动的表现,属中医面风范畴。双耳尖放血,有泄热熄风之功,肝开窍目,针刺耳穴肝可平肝止痉,神门可镇静熄风,眼为对应部位取穴,针灸眼周穴可促进眼部血液循环,故四穴合用,邪去病止。

第五章　师徒对话

第一节　与徒弟张莉君关于
面瘫病的对话

问:临床上针对面瘫病的治疗时机中西医多有争议,您是怎么看待的?

答:这个争议由来已久,外界对针灸治疗有很大的偏见,认为面瘫急性期不宜针灸。其实不然,面瘫发病当天即可进行针灸治疗。从大量的临床实践上看,急性期进行针灸治疗的患者,最终具有疗程短,预后佳的特点。面瘫病总的特点是正气亏虚、经络阻滞,我在临床接诊的大量患者中发现,随着现代社会生存压力的不断增大,长期加班劳累、升职加薪压力过大、起居失调等因素,身体机能不断下降,出现正气不足,起居不慎,易邪气入里的现象,这也间接证实了邪之所凑,其气必虚之说。在面瘫病的治疗上,急性期就采取针灸治疗,从临床效果上看,具有见效快、疗程短、预后佳的显著优势。为什么有的患者在急性期的治疗效果不尽人意,其原因可能与刺激量把握不当有关,急性期针灸治疗宜刺激量轻,切记避免重刺激。

问:老师,上次有一位雷姓女患者,治疗很久都不见效,您采用针刺背俞穴的治疗方法,治疗1月余就有了很大改善,其奥秘是什么?

答:雷某,女性,65 岁,退休职工,就诊时左侧口眼歪斜已经 2 年多,发病前曾感冒,治疗 1 月感冒痊愈没几天就出现左侧面瘫,还伴有糖尿病、脑梗死。就诊时患者左侧面部肿胀、下垂,左侧不能抬眉,左眼闭目露睛,口角向健侧偏斜,常规针灸治疗 3 个疗程(2 周为 1 个疗程)无变化,后又自己要求坚持治疗 2 个疗程,仍收效甚微,对不对?

徒答:对,就是这个患者。

师曰:这个患者年龄 65 岁,病程 2 年余,就诊时面色无华,话少,感觉很疲乏,又有糖尿病、脑梗病史,整体情况较差,前期经过多方治疗收效甚微。我考虑她气血亏虚较重,脾胃为后天之本,气血生化之源,如能健运五脏气机,五脏功能得以恢复,气血生化有源,气血运行顺畅,是否就能正胜邪退。"金针"王乐亭老先生在治疗疑难杂症时常采取针刺五脏俞加膈俞的治疗方法,疗效俱佳,故采取针刺五脏俞加膈俞治疗。经过 3 个疗程的治疗,患者面部症状明显改善,后守方继续治疗 3 个疗程,患者痊愈。这个案例提示我们,气血的调补在治疗疑难杂症上很重要,尤其对于顽固性面瘫、久治迁延不愈的患者,一定要注意气血的调补,切不可一味地补,或者一味地泻,而应补泻兼施。

问:在临床上,治疗面瘫病的方法越来越多,我们应该如何选择呢?

答:临床上,针刺治疗是面瘫病最常用、最有效的治疗方法,在治疗上起主导地位,这点毋庸置疑。除此以外,目前临床上常见的治疗方法还包括以下这些:

(1)中药熏蒸法:此法是将中药药液喷洒于面部,透过毛孔吸收,从而改善面部症状的一种方法。此法适用于面瘫急性期、恢复期、后遗症期。急性期方药常选牵正散,佐以祛风、通络、活血、消肿等药物。

（2）放血疗法：此法属于三通法之强通法，取其通络、祛瘀的作用，主要用于顽固性面瘫，也可用于面瘫早期或局部痹阻不通较重者。常选取三棱针或者梅花针，消毒后，选取耳后近翳风穴处或者面部瘫痪肌群，局部刺络放血加拔罐。

（3）面部闪罐法：此法适用于面瘫恢复期，用玻璃罐在面部阳白、地仓、颊车、下关、牵正等穴进行反复吸罐、拔罐，以矫正面部平衡。

（4）电针法：此法是使用电针治疗仪与针刺配合，一般适用于面瘫恢复期。即针刺得气后，选取2～4组面部穴位，将导线连接在针柄上，打开电源开关，选择所需波型和频率，通过电刺激，使面肌向其复位方向收缩。使用时，应根据病症的不同时期选择相应的波形与频率。恢复期多选取断续波、疏密波，此种波形具有兴奋神经的作用。佩戴心脏起搏器患者不予电针治疗。

（5）温灸法：此法为临床常用的辅助治疗方法，常用于面瘫后遗症期，少量用于面瘫急性期。如悬灼灸法，适用于风寒型面瘫早期，多选取翳风穴、阳白、下关、牵正、地仓等穴，一般选取2～3穴，以祛风散寒、温经通络为主，部分患者局部可出现较为明确的经络感传现象；而温针灸、面部隔姜灸则多适用于面瘫后遗症期，尤其适用于后遗症期存在轻微痉挛的患者；艾盒灸法多用于气血不足、寒凝血滞患者，常选取下脘、天枢、神阙、气海、关元等穴以温补中焦，健运脾胃，补益气血。

（6）穴位注射法：此法适用于面瘫后遗症期、顽固性面瘫，是一种中西医结合的治疗方法。采用具有营养周围神经的药物，如甲钴胺针剂或者腺苷钴胺针剂等选取面部2～3个穴位进行注射，以促进恢复。

（7）理疗：此法是目前较为广泛采取的一种治疗方法，适用于面瘫恢复期，以兴奋面神经，促进面肌恢复为主。使用时应注意其禁忌证。

8）穴位贴敷：此法是目前较为流行的一种治疗方法，常用于面瘫病早期，常选取牵正散加味，各家均有独门配方，此方法使用时应注意避免造成患者面部皮损。

问：在治疗过程中针对针具、针刺手法、选穴多少您怎么看？

答：针灸治疗面瘫病，临床上我们一般采取的是毫针刺法，故选取的针具以毫针为主，毫针直径在 0.25～0.5mm 不等，长度一般控制在 1.0～1.5 寸，个别可选取 2.0～3.0 寸的长针。面部一般选取 1.0 寸的毫针，四肢可选取 1.5 寸的毫针。针对顽固性面瘫，面部可适当选取 2.0～3.0 寸长针，用于面部两穴或者多穴的透刺。①从手法上讲，一般依据选取穴位的不同，根据病性，辨证选取补法或者泻法，面部一般采用捻转补泻，不宜选取提插补泻；四肢穴位可以根据病性、穴位特点选用捻转补泻法或者提插补泻法；在一些特殊穴位，如合谷穴，可依据病性，辨证选取烧山火、透天凉等特殊手法。②从选穴数量上讲，常根据患者处于面瘫病的不同时期进行选择。如急性期，面部穴位宜少而精，避免过度刺激，加重面部的不适感；恢复期则根据恢复情况，选取穴位数量不定，但一定不可过度，避免针刺后出现面部僵硬、沉重等不适感；后遗症期仍按照少而精的原则选穴，后遗症期患者较多存在联带、痉挛、倒错等症状，此期选穴应避免过量选穴，避免加重联带、痉挛程度，面部刺激宜轻，可配合温针灸，或毛刺、挂刺等针刺手法，亦可在耳后、头部、背部（背腧穴）、四肢选穴进行治疗。疗效之密在于量，而不在于形，具体问题具体分析，选择相应的治疗工具、针刺手法，进行治疗。

问：临床上我们在进行针刺时还应注意哪些？

答：首选调神，调医者之神、调患者之神。选取较为安静的诊疗环境，病人采取舒适卧位，平心静气，医者静心凝神。①进针：先以压手（左手）按压进针点，右手持针快速破皮刺入，尽可能消除进针带来的疼痛，部分较长针具可采取双手进针法进针，进针要诀"快、准、稳"。进针后，将针尖指向病所，缓缓送至一定深度，向四方探寻得气,再辅以补泻手法,促使针感向病所放散,需注意针感不能过强或过弱,以患者可耐受为度,如出现酸、麻、胀、困感,最易引发气至病所。但在面瘫病急性期,我们不能盲目要求针感,避免因针感过强,而出现的面部僵硬、板滞、疼痛等不适感。②留针:常规留针即可,一般每次留针30min,如患者出现晕针等不适,应立即取针,按照晕针处理原则进行处理。针对部分病例,如失眠、耳聋、耳鸣、偏头痛等患者,可根据患者的体质、病情,适当增加留针时间。

问:在面瘫病治疗期间患者应注意哪些呢?

答:①从饮食方面来讲,急性期时应选取清淡易消化的饮食,避免进食辛辣、刺激、发性食物;恢复期时,建议进食易消化食物,避免加重胃肠道负担,妨碍食物的消化吸收,避免腹泻、便秘等现象发生。②从患者自我面部功能锻炼方面来讲,急性期暂不锻炼,同时需注意避免劳累;避免过度用眼;眼睑闭合不全者,可以选取有消炎作用的眼药水滴眼,外出佩戴眼镜或者墨镜,以保护角膜;恢复期加强面部锻炼,进行自我模仿训练,使面部早日端正;后遗症期患者,面部肌肉呈现出一种松弛或者发紧的状态,此期应避免不必要的面肌运动,同时注意调整心态,控制情绪,积极乐观地面对生活,避免产生不良情绪,以免患上抑郁症、焦虑症等精神类疾病。③最重要的是,患者应按时治疗,避免因工作、生活、家庭等因素中断治疗或者减量治疗,足量、足疗程治疗是疾病痊愈的关键。

第二节　与徒弟王颖关于中风病的对话

问:张老师,我们现在接诊的患者中,中风病患者占了很大比例,我想请教一下老师,关于中风病,您是怎么理解的? 到底什么病算是中风呢? 它的临床具体表现是什么?

答:中风是中医的病名,属于现代医学的脑卒中,脑血管意外范畴,主要包括西医的脑出血、脑血栓形成、脑栓塞、蛛网膜下腔出血、短暂性脑缺血发作、脑血管痉挛等脑血管病。在临床上以突然昏仆、不省人事、口眼歪斜、言语不利、半身不遂为主要症状,具有高发病率、高死亡率、高致残率、高复发率的四高特点。

问:我在临床中发现,现在的中风病患者越来越多,越来越年轻化,那它的发病到底呈什么样的趋势呢?

答:我有看到过这方面的报道,1991 年以前中国人中风的年发病率为 205～208/10 万,年死亡率 86.03～164/10 万,为各种死因之首。致残率占患者总数的 25%,复发率为 20%～30%。据 WHO 2004 年 9 月 28 日公布的结果,中国中风病的年发病率约为 250/10 万,居世界第二位。仅次于苏联的西伯利亚地区(300/10 万)。中华医学会神经病分会 2004 年 1 月发布,中国每年新发的脑卒中患者约有 200 万人(其中缺血性中风病约占 84.6%),死于脑血管病的患者约 150 万人。存活的患者总数(包括痊愈者)为 600 万～700 万人,其中遗留偏瘫、失语等后遗症者又占 50%～71%。2008 年卫生部公布的第三次全国死因调查,脑卒中已超过恶性肿瘤,成为中国第一致死原因。尤其是近年来,此病年轻化的趋势明显,严重危害着人民群众的生命健康,显著降低了人们的生活质量,给家庭及社会带来沉重负担。依据 2010 年全球疾病负担研究结果显示,脑卒中作为一个全球性的健康问题,是致死率最高的神经系统疾病之一,是造成 60 岁以上人群死亡的第二大原因,是造成 15～59 岁人群死亡的第 5 位原因。全球疾病负担数据显示,脑卒中在我国是造成减寿年数的第一病因。根据 2016 年综合化患病率测算,我国 40 岁以上人群现患和曾患脑卒中人数为 1242 万,2017 年我国脑血管病死亡率城市居民为 126.48/10 万,农村居民为 157.00/10 万。据此测算,全国每年死于脑卒中的患者达 196 万。所以说提高中风病的临床治疗技术或水平刻不容缓。

徒曰:这个数据听着令人震惊啊!所以说我们年轻临床医师必

须要努力提高自身的业务水平,为不断增多的中风病患者减轻病痛,减少致残率及死亡率。张老师,目前我们针对中风突发的口眼歪斜、言语不利、半身不遂等症状,在治疗上主要是以针刺治疗为主,那针刺的作用主要表现在哪些方面?

答:目前已有很多针对针灸的相关研究,目前实验研究结果,针刺的作用主要体现在以下 6 个方面:

对纤溶系统的影响

具体选取"针刺、放血"2 个组进行观察。

(1)针刺组:取穴为肩髃、肩髎、曲池、外关、合谷、髀关、阳陵泉、足三里、三阴交、太冲、太溪,每次选 6~8 穴为一组。

(2)放血组:太阳、曲泽、委中(均取双侧)。

观察的检验项目有①纤溶酶原活性;②纤溶酶原抑制物活性;③纤维蛋白原;④D – 二聚体。

结果:针刺组、放血组在治疗 30d 后均有降低,上述 4 项指标变化放血组较针刺组更为显著。近年来的研究发现,脑梗死患者普遍存在凝血功能亢进,抗凝血功能和纤溶活性下降,即高凝状态。因此临床对此病的抗凝治疗和溶栓治疗是治疗脑梗死的两大原则。所以刺络放血疗法,不论是对脑梗死的治疗还是预防来说都是安全有效的方法。

针刺加运动

张华梅等用针刺加运动作业法治疗脑梗偏瘫,该办法能明显降低胆固醇、低密度脂蛋白。同时使血液中的低切黏度、血浆黏度、血沉、纤维蛋白均有下降。具体如下:

(1)针刺取穴:主穴为风池、印堂、上星、百会、三阴交。

(2)运动作业法:以 Bobath 方法为主,进行训练的要点是患者在床上要进行抗痉挛体位摆放,对患侧肢体进行主动加被动按摩、坐立位平衡,要求患者从简到难,循序渐进、持之以恒。提示针刺配合运动作业法有较好的改善血液流变性和降低血黏度的作用。并和单用药物组进行了对比观察,而后者疗效较差。

头针对急性脑梗死患者体感诱发系统的影响

(1)具体取穴:病灶侧百会至曲鬓穴区,从上至下依次 3 针,每一针捻转 3min,200 次/min 以上,留针 10min,再重复一次后起针。

(2)结果:脑梗死患者的脑电图大多异常,具体表现为波幅低平,缺失,峰的潜伏期延长。头针刺激,能使患者降低的波幅明显提高,延长的峰潜伏期缩短,缺失的波幅重现。

放血疗法加中药对脑梗死患者脑血流图的影响

具体治疗:在常规活血化瘀药物治疗的基础上加印堂穴放血,均放出 3 滴血,隔日 1 次,10 次为 1 个疗程,观察 3 疗程。

沈特立、东贵荣研究发现,针刺双侧百会透太阳较单侧对脑血流图的影响更为广泛。所以针刺双侧头穴可能促进大脑两侧血液的代偿和前后交通动脉的开放程度,从而调整了大脑左右两侧的血流,以及从椎基底动脉系统获得血流代偿,改善脑供血。因此我们认为,针刺范围不同,对侧支循环的影响形式、程度是不同的,针刺双侧头穴对侧支循环影响更广泛。

头针可降低脑梗死患者血清肿瘤坏因子

血清肿瘤坏因子的作用:血清中肿瘤坏因子水平变化与脑梗死体积密切相关。梗死面积越大,其血清 TNF 水平越高。研究表明,脑梗死早期进行头针治疗能降低血清中 TNF 的含量,对促进脑细胞的恢复,加快身体功能的恢复,有十分重要的意义。

刺络放血可明显降低实验性脑缺血大鼠缺血区脑组织的氧分压

实验表明:刺血实验大鼠的井穴可使脑缺血区在氧分压下降速度明显减慢的同时增加脑血流量,有效延缓了脑组织低氧状态的发展,又对实验性脑缺血区脑细胞外 K^+ 浓度的升高、Na^+ 浓度的降低有抑制作用,可缓解细胞毒性脑水肿,从而对脑组织有一定的保护作用,这为十二井穴刺络放血的进一步推广应用提供了理论依据。

问:那就是说,针灸治疗中风,不单单是临床疗效好,还有相关实验依据。

答:是的,目前针灸治疗中风的疗效已得到医学界的公认,疗效确切,毋庸置疑。

问:针灸治疗中风时,一般在什么时期介入比较好呢?

答:关于针灸治疗中风病的介入时机问题,针灸界争议较大。其观点有二:①齐淑兰总结了大多数医生的观点:应区别对待缺血性中风和出血性中风。②以石学敏院士、东贵荣教授为代表的学者认为缺血性、出血性中风均应在发病开始即刻介入针灸治疗。

具体地说,治疗中风针灸何时介入,既是临床医疗实践中有争议的问题,也是针灸治疗中风能否提高疗效的关键点。大多数医生都认为应该区别对待缺血性中风和出血性中风。首先我们来谈谈缺血性中风,缺血性中风的基本病理基础是脑血栓形成、栓塞性脑缺血或脑血管痉挛等,使其所供应的脑神经组织发生缺血性坏死而发病。所以,几乎所有人均认为针刺的介入越早越好,针刺介入越早越能尽快促使血脉通畅,恢复血液供应,减少因缺血而致的脑神经组织坏死。而出血性中风的病理机制是由于脑血管破裂,血液外溢,使所供应的脑神经组织得不到供养而发病。脑血管破裂的原因多是由于血压太高所致。尽管有一些报道显示,在出血性中风发病的头一两天即给予针刺,可以降低患者的死亡率和致残率,但多数临床医生对此还是持谨慎态度,认为在发病急性期处于抢救阶段时,针灸不宜立刻介入,而是在生命体征平稳后 3~5d,才使用针灸治疗(偏远边区无任何抢救条件的基层除外)。此时针刺还需注意根据患者的敏感度以及接受针刺的程度进行适度刺激,刺激强度不能太大。对于出血性中风的治疗,要小心谨慎,但也不可因噎废食,在早期一律不使用针灸,这样往往会延误治疗时机,或造成不可逆转的脑神经坏死,出现严重的后遗症或并发症,影响患者的生存质量。如何掌握好这个度,对于临床医生来说是很关键的问题。对于恢复期和后遗症期,二者的治疗是一致的,可依据症状、体征选穴针刺。

徒曰：我明白了！也就是说应该根据不同患者的不同情况，采取相应的措施，针灸介入的时机也应根据患者的生命体征适时介入。

师曰：你说得没错，是这样的。针灸介入时机掌握了，下面就是最重要的治疗了，中医的特色就是辨证论治，针灸取穴也是如此。那么我问你，平时在临床上遇到中风患者时，你是如何辨证取穴的？

徒曰：我主要以常规针灸治疗为主，主要取阳经经穴治疗半身不遂。上肢取穴为肩髃、曲池、外关、合谷，下肢取穴为环跳、阳陵泉、足三里、解溪、昆仑。刺法一般均刺患侧，也有先针健侧后针病侧，即补健侧、泻患侧的治法。我认为风病多犯阳经，阳明为多气多血之经、阳明经气血通畅，正气得以扶助，使机体的功能得以逐渐恢复。

师曰：此方案在临床中，对中风恢复期有一定疗效。总体来讲单靠此方案治疗是远远不能解决偏瘫问题的。很多针灸医生在临床治疗过程中总结出了自己的一套治疗方案。此法与常规治疗有所不同，各有特色，而且疗效显著。对于目前一些全国知名专家的治疗特点，你了解多少？

徒曰：我知道的最有名的就是石学敏院士的醒脑开窍针法，但具体的取穴及操作还不是很清楚，还请老师讲解。

师曰：目前针灸界名家很多，如：石学敏、王玉明、宋京英、焦顺发、靳瑞、朱鸿影、张毅明、练汉建、曾杰红、温凌洁、云燕、许朝刚、李艳慧、黄劲柏、张建斌、王子臣等。在治疗中风方面，他们都有自己的特色。就我所知道的一些，跟你说说。

石学敏教授应用醒脑开窍法治疗中风

他认为，急性期和亚急性期治疗率显著高于稳定期和后遗症期，但治疗率随病程的延长而呈递减趋势。以取阴经和督脉穴为主治疗半身不遂，具体选穴如下：①主穴：内关（手厥阴心包经）、人中（督脉）、三阴交（足太阴脾经）；②辅穴：极泉（手少阴心经）、委中

（足太阳膀胱经）；尺泽（手太阴肺经）；③配穴：吞咽功能障碍加风池、翳风、完骨；手指握固加合谷；言语不利加上廉泉、金津、玉液放血；足内翻加丘墟透照海。

操作方法：先刺双侧内关，直刺0.5～1寸，采用捻、转、提、插结合泻法，施手法1min；继刺人中，向鼻中隔方向斜刺0.3～0.5寸，用重雀啄法，至眼球湿润或流泪为度；再刺三阴交，沿胫骨内侧缘与皮肤呈45°角斜刺，进针1～1.5寸，用提插补法，使患侧下肢抽动3次为度。极泉，原穴沿经下移1寸，避开腋毛及动脉，直刺1～1.5寸，用提插泻法，以患侧上肢抽动3次为度；尺泽，屈肘成120°，直刺1寸，用提插泻法，使患者前臂、手指抽动3次为度；委中，仰卧直腿抬高取穴，直刺0.5～1寸，施提插泻法，使患侧下肢抽动3次为度。风池、完骨、翳风针向喉结，进针2～2.5寸，采用小幅度高频率捻转补法，每穴施手法1min；合谷针向三间穴，进针1～1.5寸，采用提插泻法，使患者第二指抽动或五指自然伸展为度；上廉泉针向舌根1.5～2寸，用提插泻法；金津、玉液用三棱针点刺放血，出血1～2mL；丘墟透向照海穴1.5～2寸，以局部酸胀为度。

王玉明阴阳经平衡针刺法治疗半身不遂

取穴：以上、下肢关节部位的经穴为主，按"……阳经—阴经—阳经—阴经……"的顺序交替取穴。全部穴位分为3组，具体如下：

Ⅰ组：上肢取肩髃、少海、外关、太渊、合谷；下肢取髀关、血海、足三里、三阴交、解溪、太冲。

Ⅱ组：上肢取肩髎、尺泽、手三里、内关、液门；下肢取足五里、梁丘、阴陵泉、悬钟、然谷。

Ⅲ组：上肢取天泉、曲池、神门、阳溪；下肢取环跳、阴包、阳陵泉、太溪、丘墟。

以上3组穴位依次隔日交替针刺，10次为1疗程。疗程与疗程之间可酌情休息1～3d。用上述方法治疗脑血栓形成，脑出血与蛛网膜下腔出血所致后遗症均有较好疗效，尤以脑血栓形成疗效最佳。

该法以阴阳平衡为指导思想,意在贯通阴阳两经,调整脏腑气血平衡,具有取穴少、患者肢体功能恢复快、疗程短的优点。

宋京英早期应用通腑针刺法治疗中风

取穴:通便(奇穴,脐中旁开3寸)、支沟、上巨虚、风池、风府、水沟、关元(以上穴统称通腑穴组)。如患者属肝阳上亢型加行间、侠溪;痰热内闭型加中脘、丰隆;气滞血瘀加血海、三阴交;肝肾阴虚加太溪、太冲。通腑穴组与辨证所选腧穴,在发病24~48h开始针刺治疗。(患者在针刺治疗的同时,根据病情予以相应的脱水、扩张血管、溶栓等对症治疗。)

焦顺发头针治疗中风偏瘫:主要针刺运动区、感觉区

定位:运动区,上点为前后正中线中点后0.5cm处;下点为眉枕线和鬓角前缘相交点,2个连线即是。感觉区为运动区平行后移1.5cm。

靳瑞颞三针为主治疗中风偏瘫

颞三针定位:于偏瘫对侧颞部、耳尖直上2寸处为第1针,然后以第1针为中点,同一水平前后各旁开1寸处分别为第2针、第3针。将针留置带回家,期间不施用手法,6~8h后嘱咐其家人将针拔出,拔针时注意按压止血,治疗当天勿洗头。留针期间病人按照常规进行日常活动,以上针法每日进行1次,每周针5次,休息2d,10次为1个疗程。

如伴随脑水肿、颅内高压者适当选用脱水剂,高血压者酌情使用降压药,高血糖者辅用降糖药,恢复期患者选用改善脑循环、营养脑神经的中医药物等。

优点:传统的头针留针30min,疗效维持2~4h。治疗组留针6~8h,治疗作用呈持续发挥。上述针法行针要求轻轻捻转3~5下,而传统组要求200次/min以上。治疗组针法易被患者接受,传统组捻转刺激强度大,不易被年老、体弱的患者接受。

朱鸿影醒脑开窍法与头针法结合治疗中风半身不遂

治疗方法:首次采用石学敏的醒脑开窍法,次日采用头针疗法,以后两组交替使用,每日1次,10d为1个疗程,疗程间休息3~5d。临床观察认为上述方法治疗较采用传统的体针治疗效果显著。

张毅明头项穴位结合治疗脑梗死

治疗方法:取头四针(百会透曲鬓穴,分4针透刺),项七针(头项部风府、天柱(双)、风池(双)、完骨(双),共7个穴位)。头针以0.35×40mm毫针从百会至曲鬓刺4针,每针沿头皮刺入皮下1寸,捻转200次/min,捻转5min,间隔5min再行捻转,重复3次。风府穴斜向下刺1~1.2寸,以头脑轰胀感为度;天柱穴向内斜刺0.8~1寸;风池、完骨针尖向喉结方向,进针1~1.5寸,施以小幅度高频率捻转手法,促进风池穴针感放散至前额部,留针20min,每日1次。

练汉建磁疗加病程阶段选穴治疗中风偏瘫

治疗方法:选用磁场强度为3000GS,直径为1.3cm,厚为0.5cm的汝铁硼合金永磁片,用多功能磁电疗机频率为0.6~1.3Hz电脉冲波;在头部取运动区和/或头颅CT、MRI显示病灶相应的头皮投射区,采用异名极并置法在该区建立恒定的静磁场,让磁力线透过运动区和/或病灶区,每日磁疗5h,在患肢按功能演变阶段来选取经脉穴位:阶段Ⅰ(约数日至2个星期)以取阳经经脉穴位,如上肢取肩髃、曲池、手三里、合谷等,下肢取足三里、梁丘、阳陵泉等穴。阶段Ⅱ、Ⅲ(2~4个星期)取阴、阳经穴并重,如上肢取肩髃、曲池、手三里、天府、侠白、曲泽、郄门等穴,下肢取梁丘、足三里、血海、阳陵泉、阴陵泉、照海等穴。阶段Ⅳ、Ⅴ、Ⅵ(4个星期以上)取阴经穴位为主,辅以阳经穴位,如上肢取天府、侠白、曲泽、少府、外关、手三里等穴,下肢取血海、阴陵泉、照海、三阴交、梁丘、足三里等穴,每次上下肢各取6个穴位,贴好磁片后接电脉冲通电30min,每日1次。

曾杰红电针加麦粒灸治疗中风后遗症

治疗方法:采用电针加麦粒灸治疗,百会透曲鬓,运动区、足运感区、语言Ⅰ区、语言Ⅱ区、语言Ⅲ区,上肢瘫取十二井穴(放血)、风池、肩贞、曲池、手三里、外关、合谷等,下肢瘫取肾俞、环跳、髀关、阳陵泉、三阴交、绝骨、解溪、太溪、太冲等。每日 1 次,10 次为 1 个疗程,疗程间休息 3～5d。针后进行无疤痕直接麦粒灸,主要灸患侧足三里、肾俞、阳陵泉、髀关、少冲、少泽及患侧上下肢的井穴。每穴 3～5 壮,隔天 1 次,10 次为 1 疗程,疗程之间间歇 3d。

温凌洁巨刺加刺络拔罐治疗中风偏瘫

治疗方法:上肢瘫痪取肩髃、曲池、合谷、后溪;下肢瘫痪取髀关、足三里、阳陵泉、绝骨、太冲、血海、阴陵泉、三阴交。先针健侧穴位,后针患侧穴位,留针 20min 起针。然后用皮肤针叩击患者上背部,以脊柱正中的督脉和膀胱经的两侧线为主,使其皮肤隐隐出血,然后加用数枚火罐,拔出其中瘀血,一般总量 5～10mL,或可根据患者体质和病程适当加量。隔日 1 次,10 次为 1 个疗程,休息 6～7d 进行第 2 个疗程的治疗,一般 3～6 疗程即可。

云燕火针疗法为主治疗急性脑梗死

治疗方法:火针点刺百会及尺泽、委中处浮络,点刺出血,每日 1 次,10 次为 1 个疗程,隔 1d 进行第 2 个疗程,同时辅以降纤酶 5u 加入 250mL 生理盐水中,静脉滴注每日 1 次,共 3d。(注:火针属于泻法,适用于实证患者。)

许朝刚穴位注射治疗中风偏瘫

治疗方法:取穴,以患侧阳经穴位为主,上肢取肩髃、曲池、外关、合谷,下肢取伏兔、梁丘、足三里、阳陵泉、丰隆,从上向下,每次上肢和下肢各取一穴。操作方法,采用上海福达制药有限公司生产的黄芪注射液 2mL(相当于 4g),穴位常规消毒后,用 5 号长针注射针头直刺入穴位 1.5 寸,提插得气,产生酸、麻、胀感后,回抽无血,缓缓推入药液。每天 1 次,10 次为 1 个疗程,疗程间休息 3d。采用以上治疗的同时,根据病情需要,给予减轻脑水肿、保护脑组织的治疗。

李艳慧的 MRI 定位围针治疗中风偏瘫

治疗方法:以 MRI 所示病灶在同侧头皮的投射区周边为针刺主穴,采用28～30 号 1 寸针,针刺方向均朝向投射区中心,每隔2cm 进

1 针,局部有麻胀热感后以 180～200 次/min 的频率捻转 2min,留针 30min,留针期间每隔 5min 行针 1 次。

经对比研究,提示 MRI 定位围针法疗效优于头针组。因此,可以作为治疗中风偏瘫的行之有效的方法之一。

黄劲柏刺血疗法治疗急性期脑梗死

治疗方法:在急性期使用川芎嗪,低分子右旋糖酐及相应支持疗法的基础上加刺血疗法。双侧手十二井穴,十宣穴、耳尖及耳背静脉放血 3 组穴位,每次取 4～6 个穴位,以三棱针点刺出血,放 2～3 滴。每日 1 次,连续治疗 7d。临床观察发现,刺血疗法在短期内有促进神经功能缺损恢复作用。

张建斌益肾调督法治疗缺血性中风

治疗方法:取穴,主穴为①肾俞、风府、筋缩;②太溪、命门、大椎。配穴为外关(患侧)、合谷(患侧)、丰隆(双侧)、光明(患侧)。以上 2 组穴位交替使用,肾俞、太溪、命门用补法,其余平补平泻。得气后留针 20min,5min 行针 1 次,每日治疗 1 次,治疗 30d。该治疗方法和杨长森主编的高等医药院校教材《针灸治疗学》中的中经络半身不遂取穴方案进行对比(上肢:肩髃、曲池、合谷、外关,下肢:环跳、阳陵泉、足三里、三阴交、解溪、昆仑、太冲),从运动积分、血液流变学、血脂、总胆固醇几个方面进行观察,益肾调督法明显优于教材方案的治疗效果。

王子臣深刺督脉穴为主治疗中风下肢痉挛

脑中风后约 4 个星期至半年为痉挛期,是临床中较为棘手的问题。

治疗方法:取穴,患者侧卧下肢屈曲位,患侧在上,健侧在下。取腰阳关穴,垂直进针深刺至下肢产生放电感为得气,取大肠俞,垂直进针,深刺至下肢产生放电感为得气,取丘墟向照海透刺。留针 30min,每日 1 次。

经过观察,该法治疗中风后下肢痉挛有较好的临床疗效。以上这些名家的特色,你要用心学习并将其应用于临床,通过逐步实践探索,观察疗效,总结出自己的经验,就很了不起。

问:张老师,听您讲了这么多,我真是受益匪浅,那根据您多年的临床经验,对中风的治疗都有哪些体会?

答:我的体会主要有以下几点,对于中风的急性期,出血性、梗死性中风均采用药物、针灸相结合的办法治疗。梗死性中风占中风病的80%以上,它的治疗主要以活血化瘀、疏通经络为大法。在发病的第一时间即介入针灸治疗。针灸治疗介入得越早,其效果越好,头针、体针相结合,以头针为主。

问:头针、体针结合,具体怎么操作?

答:头针选穴主要取对侧运动区、感觉区,风池(双)。头针操作为取 1 寸毫针,在选定的区域从上至下各刺 3 根,再刺双侧风池穴。运动区、感觉区的 6 根针从运动区的上 1/3 第 1 根开始捻转,依次捻转完其余 5 根针,约 10min,让患者活动患肢,每半小时 1 次,留针 3 ~4h,风池穴留针 30min,每 10min 行针 1 次。全部起针后于十二井穴放血,放血的原则为宁多勿少。上述治疗同时对靳瑞教授的颞三针治疗梗死性中风进行对比观察,即刻效应无明显差异。头针加十二井穴放血是治疗梗死性中风的一个基本有效的治疗处方。

问:您说过,您采用药物、针灸相结合的办法治疗,那在药物的选择上有什么需要注意的呢?

答:说完了针灸,下来我要说的就是用药了。在药物选择上,主要选用活血化瘀,降低血液黏度的中药制剂静脉滴注,如复方丹参注射液等,也可酌情选用其他活血化瘀制剂。伴随高血压病的患者溶媒多选用糖载体,高血糖者多选用盐载体,高血压、高血糖同时存在的患者,一般在糖载体里加适量胰岛素以对抗溶媒中的糖。酌情配以其他的支持疗法对症治疗。

问:哦,我懂了!那除了梗死性中风,还有出血性中风呢,2 种类型的治疗方案有什么不同呢?

答：一般情况下，出血性中风患者中出血量在 30mL 以下者，且出血部位不危及生命的，可在第一时间介入针灸治疗。出血量在 30mL 以上的患者，建议神经外科手术或其他治疗。出血性中风临床上以实证、热证为主，其治疗多以醒脑开窍、豁痰通腑为大法。仍以头针、体针相结合，头针、体针并重的原则进行治疗。头针的应用同梗死性中风。在体针的应用上，结合石学敏院士的醒脑开窍处方进行治疗，较单纯的用醒脑开窍或头针的疗效为佳。这里需要强调的是，通腑是醒脑开窍疗法的一个重要环节，许多患者腑气通畅，随之出现窍开、脑醒的奇效。

问：老师，我听您说的这些主要是中风急性期的治疗吧，那恢复期和后遗症期的治疗，有没有什么特殊性？

答：对，你说得没错。其实，中风恢复期和后遗症期的治疗，才是我们针灸治疗的核心和关键。

首先，对恢复期的治疗，重在活血化瘀、疏通经络，对后遗症期的治疗，重在益气活血。恢复期以疏通为主（泻），后遗症期则补泻相兼，以补为主（补）。在组方时应遵循整体观念的基本原则，即：全身整体选穴加局部选穴是确立腧穴处方的大法。绝不能偏废，只注重整体选穴或只注重局部选穴都是我们针灸治疗中风的禁忌。其次，对恢复期和后遗症期的治疗，始终坚持头针、体针相结合的原则。

对肢体偏瘫或功能障碍，应重视关节局部腧穴的选用。比如：①不能握拳者，以取腕关节局部阴经的腧穴为主，如大陵、内关；②手指不能伸开者，以取腕关节局部阳经的腧穴为主，如阳溪、外关，辅以温针灸或电针；③屈肘不能或无力者，以取肘关节阴经的腧穴为主，如尺泽、曲泽（弛缓型）；肘关节不能伸开，以取肘关节阳经的腧穴为主，如天井、消泺（痉挛型）；④膝关节萎软无力者，以取膝关节周围腧穴为主，如阳陵泉、梁丘、曲泉、迈步等（弛缓型）；⑤膝关节屈曲不能或无力，以取委中、委阳、合阳、殷门、承山为主。

一般来说，偏瘫患者，上肢屈肌痉挛，下肢伸肌痉挛的比较多，即上肢为阳缓阴急,下肢为阴缓阳急,此时若在上肢的屈肌取穴,下肢的伸肌取穴,针刺多会加重痉挛。反之如果于上肢的伸肌取穴,于下肢的屈肌取穴针刺,则完全是另一种结果。即拮抗肌取穴针刺治疗偏瘫患肢痉挛是一种有效的可行的方法。

如果中风偏瘫出现下肢外旋、踝关节外翻取下肢阴经腧穴,如箕门、血海、阴陵泉、阴谷、太溪等。出现下肢内旋、内翻以取阳经的腧穴,如髀关、风市、阳陵泉、申脉等。对偏瘫在3个月以上者,应加用华佗夹脊穴,上肢偏瘫取颈夹脊5、7夹脊穴。下肢偏瘫,应加用腰夹脊1、3、5夹脊穴。对语言功能障碍者,应加用金津、玉液,速刺不留针,宜出血量大,加舌三针。风池(双)、哑门(可刺至1.5寸),每周2次,5次为1个疗程。对出现假性球麻痹、吞咽困难的患者,速刺喉三针,廉泉、夹廉泉、风池、翳风向喉结深刺2寸,加咽后壁点刺。对便秘患者刺肺俞(双)、大肠俞(双)有良好的通便作用。对小脑梗塞或出血出现的共济失调,在辨证取穴的基础上加刺平衡区。对肢体肿胀的患者,在辨证取穴的基础上加选水分、复溜,有明显的利水消肿作用。偏瘫患者3个月内宜加用电针,3个月以上者应以艾灸为主。

对半年以上的中风偏瘫患者,应重视穴位注射及艾灸的应用。取穴原则同针刺原则。每次上、下肢各取2个穴位,选用复方丹参注射液及黄芪注射液,交替使用,每穴1.5~2mL,选用北京中医医院王乐亭教授的督脉十三针(百会、风府、大椎、陶道、身柱、神道、至阳、筋缩、脊中、悬枢、命门、腰阳关、长强)刺1寸深。对体质虚弱的患者,加灸百会、关元、神阙三穴和五脏俞加膈俞针刺交替使用。

再者,一定要重视刺血疗法在中风偏瘫治疗上的应用。如后遗症患者针刺结束前,沿督脉大椎—腰阳关,膀胱经大杼—大肠俞行梅花针叩刺。膝关节出现痉挛可在委中穴梅花针重叩,加拔大号火罐,留罐10min。对于神志、意识障碍的患者可加十二井穴或于十宣穴放血有明显的醒脑作用。

在上述治疗的基础上,配合功能锻炼,能进一步提高疗效,需要注意的是,关节活动应量化,循序渐进、由弱到强进行。有下肢内旋、踝关节外翻的患者可使用纠偏鞋矫正。(纠偏鞋的制作方法:选长20cm,宽约6cm的胶合板,固定在患侧下肢鞋足跟下1/3处)。在患者休息或睡眠时穿上此鞋,此时患足与床呈90°垂直夹角,坚持应用此法,可有效地纠正患侧下肢的内旋、外翻。

徒曰:张老师,我发现您在治疗中风方面很有自己的特色,表现为肢体外旋,踝关节外翻的患者,从经络分布上讲,属于阴缓阳急,治疗时以取阴经腧穴为主;而表现为内翻、内旋的病人,则属于阳缓阴急,治疗时常取阳经腧穴为主,均用补法;无明显内翻、外旋的患者,平补平泻,以取关节周围腧穴为主,突出了中医经络辨证的特色。

又问:老师,那既然针灸治疗中风病有这么大的优势,而且治疗效果也得到了验证,为什么临床上不同的患者疗效会差别那么大呢? 影响疗效的究竟有哪些因素?

答:我认为影响疗效的因素主要有以下几点:

(1)针灸的时机与病程:针灸介入的时间越早疗效越好,病程在1个月内的疗效明显好于1个月以上。

(2)病灶大小:对于同一梗死或出血部位,梗死灶在1.5cm者的疗效好于梗死灶在1.5~3cm的患者,出血量在30mL以下的患者疗效明显好于30mL以上的患者。

(3)病灶部位:梗死及出血部在基底节区的疗效明显好于脑干出血、梗死的患者。

(4)头针及体针结合治疗的疗效明显优于单用体针或头针的疗效。

(5)年龄与疗效的关系:年龄在60岁以下的患者其疗效好于年龄在60岁以上的患者。

(6)辨证取穴的处方及针刺取穴的准确度是影响疗效的重要因素。

（7）能认真坚持按针灸医师制订的治疗方案，按规定疗程坚持治疗的患者较短期接受紧急治疗的患者疗效好。

（8）患者选择自己较为满意的医师，坚持按选定医师治疗方案治疗的患者较频繁更换治疗医师的患者疗效好。

（9）中风患者在治疗过程中，功能锻炼是一个非常重要的辅助治疗。特别是患病关节的功能锻炼显得尤为重要，在治疗过程中患者家属能认真按照医师制订的方案去锻炼的，其疗效明显好于不去或者不认真去按功能锻炼要求去做的。中风患者在恢复期或后遗症期，要动静结合，以动为主，量力而行，因病而施。伏尔泰曾说："生命在于运动。"中风患者要活得质量高，就必须活动。正常的机体需要运动，中风的患者更需要运动。

师曰：作为年轻医生，你们初涉临床，要学的东西很多，不但要了解各大名家的治疗方案，还要把它们系统地归纳总结，并大胆地应用于临床，同时监测其实验室数据的变化，把治疗客观化，使之更具理论依据，更有说服力。西医在这一点上比中医做得好。

还有，很重要的一点，就是要研读中医经典，如《黄帝内经》《伤寒论》《针灸大成》等。这些古典医集中蕴含了重要的针灸学术思想，具有极高的理论及应用价值，我们针灸临床工作者应当进一步加强并重视对这些学术思想的整理和继承。同时，更应该对此加以发挥，将其运用到具体的诊疗活动中。读书时，可带着问题，在书中找到解决问题的方法。俗话说，会学习的人，一天读10本书，不会学习的人，10天读不了一本书，一天读10本书的人，其收获必将远大于10天读一本书的人。

徒曰：从您这里我更系统地了解了中风病，拓宽了我治疗中风的思路，您从它的发病、治疗，针刺的实验室研究情况，针灸的介入时机，各位针灸名家的治疗特点，以及您的治疗体会，影响针灸疗效的因素等多方面给我进行了详细地讲解，非常感谢老师的悉心指导和谆谆教诲！我一定会加倍努力，为促进中风患者中医临床疗效的提高及其特殊疗法的推广应用多做工作。

第三节　与徒弟马利茹的对话

一、《黄帝内经》《千金要方》的针灸理论

问:张老师,请问《黄帝内经》《千金要方》中关于针灸的论述主要有哪些方面?

答:主要有以下几个方面:①治疗前的准备;②针刺的基本要求;③邪伤脏腑的表现及针刺方法;④针刺基本的补泻手法;⑤针刺的先后顺序、得气、针灸与药物结合使用和针灸的注意事项。

针灸治疗前的准备,在《素问·宝命全形论第二十五》中就提到"凡刺之真,必先治神,五脏已定,九候已备,后乃存针;众脉不见,众凶弗闻,外内相得,无以形先,可玩往来,乃施于人"。

徒曰:那就是说,在针刺操作之前,医者与患者双方都要安神定志,精神集中,排除杂念干扰,专心致志,保持治疗场所安静。医生先要了解清楚患者脏腑的虚实,结合寸关尺三部九候脉象的变化,然后再进行针刺治疗。还要注意有没有真脏脉的出现、五脏有没有败绝迹象、脉证是否相符、形气是否相合,不能以患者口述症状为依据,而要了解患者经脉气血运行的情况,这样医生精熟了针道及病者的病情变化,治疗起来才能得心应手,方可施针与病人。

师曰:对! 核心就是这个意思。

问:那古代对针刺操作的基本要求有哪些?

答:古人对针刺操作的基本要求在《灵枢·九针十二原》中就讲过:"持针之道,坚者为宝,正指直刺,无针左右,神在秋毫,属意病者"。"持针之道,坚者为宝"就是要求持针时必须坚定有力,直达病所;"正指直刺"就是手指执针要端正,直刺而入,正而不斜,则必中

气穴,针尖切不可偏左偏右;"神在秋毫,属意病者"中的秋毫是指鸟兽在秋天新生的细毛,意思是医者必须聚精会神,不放过细微的征象;"属意病者"说的是医生要全神贯注地观察病人。

问:什么是邪伤脏腑的表现及针刺方法?

答:《灵枢·五邪》讲:"邪在肺,则病皮肤痛,寒热,上气喘,汗出,咳动肩背,取之膺中外腧,背三节五脏之傍,以手疾按之,快然乃刺之。"

问:那古人讲的邪伤脏腑的表现及针刺方法的意思是不是说病邪侵袭到肺脏,就会发生皮肤疼痛,恶寒发热,气上而喘,汗出,咳嗽牵引肩背疼,治疗可取侧胸上部中府、云门,以及背部第三椎骨旁的肺俞穴。针刺时,先以手疾速按其处,病者觉得爽快时,就在该处进针。

答:嗯,你的理解基本正确。

问:张老师,那针刺的补泻法在《黄帝内经》《千金要方》都有哪些论述?

答:这个问题在《素问·宝命全形论》中就讲过:"刺虚者须其实,刺实者须其虚。"《素问·至真要大论》中讲过:"寒者热之,热者寒之。"《灵枢·九针十二原》中讲:"凡用针者,虚则实之,满则泻之,宛陈则除之。"还有《灵枢·经脉》中讲到:"盛则泻之,虚则补之,热则疾之,寒则留之,陷下则灸之,不盛不虚,以经取之。"也就是说,针灸治病时,凡邪气盛满时,当用泻法,以泄其实邪;正气不足,身体虚弱时,应用补法,以补其不足,使正气充实。若属热邪,应用疾刺法,放血,以泻其邪热。若寒邪过盛,脏腑之气凝滞时,当用留针法,以使阳气来复以祛散寒邪,或用灸法以助阳散寒。若气血凝滞,闭阻经络时,用出血法,以祛除其淤。若阳气不足,而经脉下陷时,则宜用灸法,以升阳举陷,若非他经所犯而本经有病者,则取本经的腧穴,以调其气血。

问:张老师,那"得气"又怎样讲呢?

答："得气"是保证疗效的关键，《灵枢·九针十二原》中讲："刺之而气不至，无问其数；刺之而气至，乃去之，勿复针，刺之要，气至而有效。效之信，若风之吹云，明乎若见苍天，刺之道毕也"。若针刺未能得气，不问息数多少，都必须等待经气到来；如已得气就可去针，不必再刺。总之是针下得气，即为有效，疗效显著的，就如风吹云散，明朗如见青天那样了。《金针赋》还讲道："气速至而效速，气迟至而不治。"在针灸临床中若针刺不得气，就不会取得较好的治疗效果。针刺得气快，疗效就好，反之得气慢疗效就差。若刺之不得气时，就要分析没得气的原因。

问：张老师，那没得气的原因有哪些？

答：或因取穴定位不准确，手法运用不当，或针刺角度有误，深浅失度，对此应重新调整腧穴的针刺部位，角度、深浅，运用必要的针刺手法，一般可得气。

问：什么时候需要针灸、药物结合使用？

答：关于针灸、药物应结合使用这个问题在《千金要方》一书云："病有须针者，即针刺以补泻之，不宜针者，至尔灸之。然灸之大法，但其孔穴与针无忌，即下白针，或温针讫，乃灸之，此为良医。若针而不灸，灸而不针，皆非良医也；针灸而药，药不针灸，亦非良医也，知针知药，固是良医。"也即是说，病情需要针刺时，就根据虚实用针刺的方法给予补法或泻法，不宜针刺的病，给予灸之。所用腧穴无针灸禁忌，就用单纯针刺或温针灸，这样的医生才是好医生；若单纯用针刺而不用艾灸，或单纯用艾灸而不用针刺，这样的医生不是好的医生；治病用针灸加药物，但用药物而不用针灸，也不是合格的医生。熟练使用针灸加药物治病的医生，才是合格的医生。

问：张老师，针灸的注意事项有哪些？

答：这个问题《内经·终始》中讲了："凡刺之禁：新内勿刺，新刺勿内；已醉勿刺，已刺勿醉；新怒勿刺，已刺勿怒；新劳勿刺，已刺勿劳；已饱勿刺，已刺勿饱；已饥勿刺，已刺勿饥；已渴勿刺，已刺勿渴；

大惊大恐,必定其气,乃刺之。乘车来者,卧而休之,如食顷,乃刺之,出行来者,坐而休之,如行十里顷,乃刺之。凡此十二禁者,其脉乱气散逆,其营卫,经气不次,因而刺之,其阳病入于阴,阴病出为阳,则邪气复生。粗工勿察,是谓伐身,形体淫失,乃消脑髓,津液不化,脱其五味,是谓失气也。"所讲的就是针刺的禁忌:行房事不久的人不可以针刺,针刺后不久的人不可行房事;正当醉酒的人不可针刺,已经针刺的人不能紧接着醉酒;正发怒的人不可以针刺,针刺后的人不能发怒;刚刚劳累的人不能针刺,已经针刺的人不能过度劳累;饱食之后不能针刺,已经针刺的人不能食得过饱;饥饿的人不能针刺,已经针刺的人不能受饥饿;正渴的病人不能针刺,已经针刺的人不能过渴;异常受惊恐的人,应待其安定之后,才可以针刺;乘车前来就诊的患者应该让他躺在床上休息大约一顿饭的时间再行针刺;步行来的病人,应叫他坐下休息大约走 5km 路所需的时间,才可以针刺。以上这十二类情况,大都会脉象紊乱,正气耗散,营卫失调,经脉之气不能依次运行,如果此时草率针刺,就会使阳经的病侵入内脏,阴经的病传到阳经,使邪气重新得以滋生。粗医不体察这些禁忌而用针刺,可以说就是在摧残病人的身体,使其全身酸痛无力,脑髓消耗,津液不能输布,丧失了化生五味的精微,而造成真气消亡,这就是说的失气。

书中还讲到:"久病者,邪气入深。刺此病者,深内而久留之,间日复刺之,必先调其左右,去其血脉,刺道毕也。"这几句话的意思就是久病的人,病邪侵入一定很深,针刺这类疾病,必须深刺久留针,每隔 1 天再针刺 1 次。还必须先确定邪气在左右的偏盛情况,刺之以使其调和,并去掉血络中的淤血。针刺的道理大体就是这些。

答:哦,我明白了,谢谢张老师的讲解。

二、针刺、火罐的渊源

问:张老师,针灸针是从什么时候开始用来治病的?

答:针灸针最早的雏形是砭针。针砭治疗在《殷商甲骨卜辞》中就像一个人手持尖锐器具,治疗病人腹病疾病。殷商至西周针刺治疗,或者用的是砭石,隋代医家全元起认为:"砭石者,是古外治之法,……古来未能铸铁,故用石为针"。远古时期,人们偶然被一些坚硬的物体,如石头、荆棘等碰撞了身体表面的某个部位,出现了意想不到的疼痛减轻的现象,因此古人开始有意识地用一些尖利的石块来刺破身体使之出血,以减轻疼痛。古人曾多次提到针刺的原始工具是石针,称为砭石。这种砭石出现于距今 8000~4000 年前的新石器时代,相当于氏族公社制度的后期。根据考古史料记载,伏羲氏"尝味百药而制九针""尝草治砭,以治民疾",伏羲氏所处的时代为新石器时代的仰韶文化时期,因此最早的针具和针灸疗法大约诞生于新石器时代,那时的人们已掌握了挖制、磨制技术,能够制作出一些比较精致的、适用于刺入人体以治疗疾病的石器,这种石器就是最古老的医疗工具砭石。另外,在距今 2000 多年以前的古书中,也提到原始的针刺工具是砭石。《左传》中提到:"美疢不如恶石",《山海经》中记载:"高氏之山,有石如玉,可以为箴。"《素问·宝命全形论》云:"制砭石小大"等,都是远古人类以砭石治病的佐证。砭石治病,最初是用于刺破脓疡,进而作为刺络泻血之用。产生的地域主要在我国东部沿海一带。《素问·异法方宜论》中记载:"其民食鱼而嗜咸,皆安其处,美其食,鱼者使人热中,盐者胜血,故其民皆黑色疏理,其病皆为痈疡,其治宜砭石,故砭石者,亦从东方来。"这里所说的"东方",相当于我国山东一带。在当地曾经发现过一批以砭石为题材的汉画像石,画像石上雕刻着半人半鸟形的神医正在用砭石或细针给人治病。在山东省日照市一个新石器时代晚期的墓葬群里,出土过 2 根殉葬的砭石,长度分别为 8.3cm 和 9.1cm,尖端为三棱锥形和圆锥形,可用于放血。另外,在内蒙古自治区锡林郭勒盟多伦县的新石器时代遗址中发现过 1 根 4.5cm 长的砭石,一端扁平有弧形刃,可用于切开脓疡,另一端为四棱锥形,可用来放血。

砭石实物的发现,为针刺起源于新石器时代提供了有力的证据。早在春秋时期,就已经有擅长针灸的名医,医缓于公元前581年给晋景公看病时,指出他已病入膏肓,针灸药物皆无能为力,这是史书中所记载的最早的一份病例。

问:张老师,那火罐是从什么时候开始用来治病的呢?

答:火罐疗法是祖国医学遗产之一,在我国民间使用了很久,拔火罐最早记载见于《五十二病方》,古代最早是以兽角作为吸拔工具,用于治疗体表的脓疡,吸拔排出脓血,故称角法或吸筒法。晋代医学家葛洪著的《肘后备急方》里就有角法的记载。唐代王焘著的《外台秘要》,也曾介绍使用竹筒火罐来治病,如文内说:"以壮丈夫屈手头指及中指,夹患人脊病,从大椎向下尽骨极楷,复向上,来云十二三回,然以中指于两畔处极弹之,若此应弹处起作头,多可30余头,即以墨点上记处,按之良久,以刀弹破所角处,又煮筒子重角之,当出黄白赤水,次有脓出,亦有虫出者,数数如此角之,令恶物出尽,乃即除,当日明身轻也。"

问:张老师,从以上您介绍的角法和青竹筒制火罐的情况看来,说明我国晋、唐时代就已流行火罐了。火罐作用于人体经络,我们是否应该先学好经络理论?

答:哎,你说对了。要当一名好的针灸大夫,中医针灸理论功夫首先必须扎实。《灵枢·经脉》说:"经脉者,所以能决生死,处百病,调虚实,不可不通"。一名针灸大夫不懂经络腧穴的基本理论,开口动手便错。学习经络腧穴要记住最重要的两点:一是要理解经络,腧穴的内涵深意;二是要熟记十四经脉,奇经八脉的基本循行路线。

问:刚才您给我讲了《黄帝内经》《千金要方》部分学术要点,要进一步提高学习古代先贤的学术精髓,我还要重点学习哪些著作?

答:前面咱们讨论了《黄帝内经》《千金要方》关于针灸操作前操作中的技术问题,要当一名好的针灸大夫,医德和医术同等重要,怎样做一名好的医生,唐代孙思邈所著的《大医精诚》需要认真地研读。

做一名好医生的标准,孙思邈在大医之体、为医之法,大医之风度等方面有精辟的论述和具体要求。医生治病,就应以此作为座右铭。

问:张老师,常遇见一些慢性病的患者,如颈椎病、腰椎病患者,有些针灸一两次就问我怎么还没有治好,对治疗自己的疾病失去了信心,而您有时给患者讲一些浅显易懂的事例,患者就能增强治病的信心,您能传授给我一些技巧吗?

答:患者中各种思维模式的人都有,医生要因人施治,《论语》中说:"既来之,则安之"。在临床中有这种心态的患者占比不大,所以做好安慰患者情绪的工作很重要。我常用一个影响较大的医案和一个生活现象来增强患者战胜疾病的信心。有一位董姓患者,患重症肌无力致右上睑下垂,曾去北京、上海等医院求治,医生对他讲该病属不可逆疾病,患者报一线希望求助于针灸,我为患者针灸治疗了 2 个疗程(20 次),病情未见丝毫好转,劝患者终止针灸治疗,但患者执着地坚持说:"才针灸了 20 次,再针灸 20 次看有无效果",无奈我继续为患者针灸治疗,结果第 3 个疗程正在进行时,患眼上睑肌力增加,眼球露出 0.2cm,这是让我没有想到的事。继续治疗 8 次,患者双眼接近对称等大,终止针灸治疗。我作为医生非常佩服和感谢这位患者的毅力和决心,和患者相互感谢。治疗慢性病医患都应有毅力,才能取得好的治疗效果,这个医案是我常给那些治病心急、心切患者举的例子。

冰冻三尺非一日之寒,慢性病的治疗有一个较长的过程,针灸治疗的刺激量没有积累到一定程度,疾病是不会得到明显好转的。我常对患者讲:"假设一壶冷水加热需要 10min 才能沸腾,当你烧了三五分钟就着急地问水怎么还没有烧开? 如果这时继续烧至 10min 水就沸腾了,而如果三五分钟便停止加热,温水又变成冷水了"。治病也是这个道理,根据医生的要求按疗程持续坚持治疗,疾病才能得以好转或治愈。如果治治停停,三天打鱼两天晒网,病急乱投医,又怎么会取得好的治疗效果呢?

徒曰:张老师,以前我为患者针灸治疗慢性病,治疗一两次患者说效果不明显,我就心中无数,不知道该怎样给患者讲清治疗慢性病应具备的心态。经过您这么一讲,以后我会将这些经验用于临床中,以增强患者战胜疾病的信心。

第四节 与徒弟杜婷婷关于平衡学说的对话

问:张老师,请问平衡学说的理论有哪些?

答:要知道这个问题的答案,你先要弄清平衡学说是什么? 平衡学说就是我们常说的阴阳学说,正所谓"阴平阳秘,精神乃治。阴阳离决,精气乃绝。"这是《素问》的核心指导。这本书讲到人体的正常生命活动,是阴阳两个方面保持着对立统一的协调关系的结果。

阴阳学说是古人用来认识自然和解释自然的世界观和方法论,是我国古代的唯物论和辩证法。其实人体精神、生活、语言、行动的准则都应是阴阳的平衡,治理国家同样需要平衡,生态需要平衡,进出口需要平衡,各级领导机关及领导人做的核心工作也包括平衡上下级部门之间、同事之间的关系。平衡体现了各个层面,人生活在大自然就离不开平衡,离不开阴阳。早在几千年前儒家的思想中就有"不偏不倚"的论述。达到了这个准则,才能和谐。

问:张老师,那阴阳学说在中医中有哪些应用?

答:阴阳学说在中医学治疗的应用有很多,我常说的寒者热之就是阴阳平衡在中医学治疗中的应用。它是指人体中的阴气太盛,阳气相对不足,导致人体出现肢体冷痛不适的症状,那肯定要用温阳的药物了,例如生姜、附桂之类温阳散寒的药物,使阳气得以增强,过盛的阴气减退,达到阴阳的相对平衡,肢体冷痛得以好转或消失。在咱们平时的治疗中,在处理有寒冷表现的病人时我说得最多的一句话是什么?

徒答:做艾灸。

师曰:对了,艾灸有很好的温通作用,根据不同的病情病位做不同的治疗,它的主要目的就是温经散寒,也就是寒者热之的具体应用。那么相对应的就是热者寒之,说的就是人体中的阳气亢盛,阴液相对不足,导致人体出现发热口干的不适症状。这时候咱们用什么治疗呢? 就用一些寒凉的药物,例如黄连、石膏、生地之类,使阴液得以增加,过盛的阳热得以减退,达到阴阳的相对平衡,使发热、口干等症状得以好转或消失,或用针刺的泻法或放血疗法,放血疗法在操作时我经常提的要求是什么?

徒答:心慈手硬,出血量宁多勿少。

师曰:对,这样才有效果。在临床上治疗一定要抓住它的核心。

问:张老师,阴阳学说指导中医诊断、治疗,那西医的治疗诊断也用阴阳理论吗?

答:当然用呀,血压有高压和低压,对不对? 我们把血压过高设定为阳,血压过低设定为阴。血压过高是阳盛,血压过低是阴盛。当人体的血压高于 140/90mmHg 时,就会出现头晕、急躁、易怒等表现。血压低于 120/80mmHg 时,也会出现头晕、乏力等症状。血压的过高或过低也是一种阴阳不平衡的病理机制。当血压过高,给予降压药,实则为潜阳泄热的治法。血压过低,给予升压药,实则为温阳补气的治法。所以说高血压病的治疗从大的原则上讲,也应属于平衡人体的阴阳,使人体达到阴平阳秘的状态,正常血压在 120/80mmHg 左右的范围,只有这样人体才能有一个好的状态,也就是精神乃治。同样,糖尿病的治疗亦为平衡阴阳。我们把血糖过高设定为阳,血糖过低设定为阴。血糖过高是阳盛伤津的表现,血糖过低则是阴盛耗伤阳气的表现。血糖过高用降糖药物,实则为抑阳降火。血糖过低,用升血糖的药物,实则为扶阳益气。所以说糖尿病的治疗亦为平衡阴阳的治疗法则,使人体达到阴平阳秘的状态,及血糖在空腹时保持在 3.9~6.1mmoL/L 的范围,只有这样人体的机能才属大致正常的范围,这样才能是精神乃治。感染的病人,白细胞总数升高,中性粒细胞升高,患者发热,要用抗生素、激素,使升高的白细胞,升高的中性粒细胞降至正常,患者退热了,就是实则泻之治则的应用。电解质紊乱的病人,缺钾补钾,缺钙补钙,缺什么补什么,实为虚则补之治则的应用。中医治疗是补阴补阳,西医治疗是补钾补钙。理论术语不一样,其实质是相通的、相同的。

问:张老师,现实生活中我们也经常见到阴阳平衡,这又该怎样解释呢?

答:现实生活是离不开平衡的,缺一不可。比如说在饮食烹制中的体现,我们要烤一个美味香脆的饼子,就要火力适中,当火力太大时,短时间烤出的饼子就会皮焦里生,饼子口感下降,谁会愿意吃这样的饼子? 反之,当火力太小时,用很长的时间烤出来的饼子就会无色而不熟,也不能食用。假如我们把火力太大设定为阳,火力太小设定为阴。阳的过亢或阴的极度不足,都烤不出好吃的饼子。只有阴阳相对平衡,即火力大小适中,才会有满意的效果,才能烤出味美香脆的饼子。

问:张老师在饮食中我们怎样调节阴阳平衡呢?

答:很多病是可以通过饮食来调节的,通常我们所说的治未病,是通过食物,而不是药物来治疗人体疾病的。所以说最好的医生是自己,最好的医院是厨房,最好的药物是食物,最好的疗效是坚持。唐代药王孙思邈讲道:"夫为医者,当先洞晓病源,知其所犯,以食治之,食之不愈,然后命药。"在日常生活中,每餐吃多少,不同的人均有一个相对恒定的量。我们将饮食摄入过量设定为阳,饮食摄入不足设定为阴。阴阳的相对平衡即我们每餐摄入相对恒定的量。假若100~200g为某个人每餐恒定的量,当饮食摄入过量为阳有余,饮食摄入过少为阴不足,100~200g为阴阳的相对平衡点。长期摄入过量会损伤脾胃,或导致肥胖症的发生。反之,长期饮食摄入不足,就会导致营养不良、贫血等病。只有按生活规律，每次摄入定量、适量的食物，才有利于身体健康。过量或不足均对维持良好的生理状态不利。而适当的饮食量才有利于维持机体正常功能状态。现在很多人都在讲养生，他们知道真正的养生是什么吗？养生、养生，生命是养出来的，而不是靠药物吃出来的，现在有很多人都在吃保健药，是药三分毒。养的一个非常重要的环节就是吃，很多疾病都是吃出来的，现在许多年轻人都暴饮暴食，上班来不及吃饭，或者吃得很少，下班回到家里暴饮暴食。看到喜欢的就使劲吃，要么就是吃得少把肠胃吃坏了，这也就无形地破坏了自身的阴阳平衡，时间长了肯定会生病。

问：张老师，阴阳学说对我们行为规范有什么影响？

答：日常的行为应该不急不躁且不拖拉，办事心中有数，井井有条，这样的人才是具有良好心态的人。过于急躁、过于拖拉均非正常人格。我们将性格过于急躁设定为阳，性格过于拖拉设定为阴，阴阳的过盛或不及，均不能取得最佳的办事效果。过于急躁的人，头脑简单，不能深入到事物的深处，抓不住事物的本质，处理问题漏洞百出，不能取得良好的办事效果。过于拖拉的人，往往失去处理问题的最佳时机或机遇，使原本能取得好结果的事物，因为失去机遇而处于被动或不利状态。所以人体的行为也应处在阴阳平衡的状态，才能做好事情。

问：张老师，在我们的日常语言中，阴阳平衡是怎样表现的？

答：日常语言中对人体的评价，也反映了阴阳平衡的观点。譬如说某人聪明能干，是对这个人的赞美肯定，是接受评价者很喜欢听的语言。如果说某人太聪明了，其评价的含义就发生了反方向的变化，意味着其人办事斤斤计较，事事从小事着想，蒙骗别人，使人上当，是对其人的否定。评价某人老实忠厚，是对这个人的赞扬肯定，说那个人太老实了，其评价的含义也发生了相反方向的变化，意味着其人办事呆板教条，办事不灵活，也是对其人的否定。我们将聪明设定为阳,太聪明就是阳亢。将老实设定为阴,太老实就是阴盛,阳亢和阴盛都不是正常的。只有聪明和老实达到一定的度,才是恰到好处,这样的人才是人们喜欢交往的人,是做人追求的目标。

问:张老师,平时的运动有没有阴阳平衡?

答:当然有了,伏尔泰曾精辟地论述:"生命在于运动",说明了运动在生命中的作用。运动二字的解释,就是你得活动。活动,就是说你想活得好就得动。你看平时注重运动锻炼的人,气血运行就通畅,体内的代谢废物就易被代谢出去,人的精神状态就好,平时就不易生病。但也不是运动的次数越多越好,运动的量越大越好。有调查显示,职业竞赛运动员的寿命低于正常人,我们将运动锻炼过度设定为阳,将不去参加运动锻炼设定为阴。锻炼过度导致膝关节损伤、网球肘等说明了太过。不锻炼的人精神萎靡,不想吃饭,成天气喘吁吁,气血运行不畅,为不及。阴阳失衡就不能取得应有的效果,只有运动适量,人才能健康,才能延年益寿。这也就是阴阳平衡在平时运动中的体现。

生曰:原来平衡学说在我们的生活中这么重要,谢谢张老师的讲解!

师曰:要想做一个好的针灸大夫,除了我上面对马利茹医师提的要求外,更进一步就是要求你们把十二正经每一条经的起止点、循行经过的主要部位,要背得烂熟,最好背内经原文。我要定期或不定期检查。

问:张老师,我想请教您平衡理论和中医针灸有什么关系?我要学好平衡理论该重点读哪些书?

答:平衡理论不仅是中医理论的核心,宇宙间的一切事物凡失去了平衡都会不协调,都不会产生良好的效果,中医基本理论的核心就是辩证法思想,它是哲学的重要组成部分。要学好平衡理论首先要学好哲学的基本法则,而辨证论治就是哲学思想在诊治疾病中的应用和体现。我们在诊治疾病时患者主诉肩周疼痛伴有发凉感,夜间气温下降时疼痛加重,治疗时你问我这个病人是不是要加艾灸,这就是中医治疗治则中寒者热之的应用,其实质就是阴寒偏胜阳气不足,是平衡阴阳的体现。患者面红、口干,关节红肿疼痛,采用刺血疗法,就是热者寒之的临床应用,刺血可泻火解毒,热火毒得以清泻,阴阳得以相对平衡,疾病得以好转治愈。所以你想学好平衡理论,要看的书就在你眼前,中医基础理论,重点学好阴阳学说部分。请阅读毛泽东著作《矛盾论》,会加深你对平衡理论的理解和提高。

问:张老师,咱们治疗过的一个患者,我始终不能明白您的思路,但那位患者最后取得了较好的治疗效果。那位五十几岁的中年女性,一进门我看到她面红,问诊时她说口干不喜欢喝水,查看舌象:舌淡,脉象沉弱,患者口干,您还用艾灸,口干就是热,用艾灸会加重病情,但那个病人治疗了几天病情明显好转,这怎么解释?

答:该患者讲的一个重要症状你未细听,说她一点儿凉的食物都不敢吃,吃了就肚子疼,腹部凉得就像放了一块冰,手足发凉,结合患者的舌象、脉象,此病的性质属真寒假热,本是寒标是热,我现仍清晰地记着这个患者的治疗方案,当时给她的神阙、天枢放了一个艾盒灸,双涌泉穴用了温针灸,艾盒灸属于重灸,适应重寒的患者,寒邪得以温散,津液上乘于舌她的口就不干了,涌泉属肾经的井穴加艾灸有引热下行的作用,头面部的虚热下移,手足发凉得以改善,这位患者属于典型的上焦热、中下焦寒,机体机能极度地不平衡,我们的治疗法则是调整阴阳平衡在针灸治疗中的具体体现。

问:张老师,通过您的指导我不仅初步理解了平衡理论在针灸治疗中的应用,而且认识到了平衡理论在针灸中的重要性。平衡理论不但能指导我们的针灸治病,同时也为我做人指明了方向,把好平衡这个度,就会取得较好的效果。平衡针灸是不是也以平衡理论作为基础?

答:平衡是人体健康的基础,失衡是疾病形成的诱因,复衡是针灸治疗的最终目的。平衡针灸是通过调节大脑中枢系统的平衡,达到对脏器生理功能修复的科学,使失衡紊乱的中枢系统瞬间恢复到原来的平衡状态,平衡针灸刺激的不是经络腧穴,而是针刺外周的神经靶点,有些靶点的位置和腧穴的位置相近,平衡针灸具有取穴少、见效快(一般 3 秒见效)、痛苦少等优点,且易学易懂,平衡针灸全身只有 38 个穴位(刺激点)。北京军区总医院(现中国人民解放军总医院第七医学中心)的王文远教授是平衡针灸的创始人,平衡针灸的理论和 38 个刺激点的定位及临床应用,都可以查到。也可阅读《第一期常见病、多发病中医药适宜技术资料》的平衡针灸部分。

第五节　与徒弟李向东关于痛证的对话

问:张老师,针灸治疗痛证您是如何应用八纲辨证的?

答:问这个问题之前,你先回答我什么叫八纲辨证?

徒答:八纲辨证,就是要根据脏腑,经络理论去诊察病情,分清疾病的性质是属阴、属阳、属表、属里、属寒、属热、属虚、属实,还是寒热错杂,虚实兼见。

师曰:这个问题你回答得很正确,那么疼痛也是可以用八纲辨证分析的,下面我给你逐一解答。寒痛:一般由外感风寒,过食寒凉,或禀赋阳气不足,内生阴寒所致。实寒痛:像肩周炎、肩周疼痛,且伴寒凉感、肩关节活动受限、夜间疼痛加重,舌淡,苔白或白腻,治则应是温经散寒,通络止痛。那么取穴取肩髃、肩贞、肩前、天宗、后溪。取病变同侧穴位,用温补手法,肩髃、肩贞、肩前于针柄加温针灸,留针 30min,隔日治疗 1 次,10 次为 1 个疗程。虚寒痛:如胃脘痛,上腹凉痛,喜温喜按,喜食热饮,便稀,舌淡,苔薄,脉虚弱。治则就应是温胃散寒,补益中气,取穴就应取中脘、神阙、足三里(双)、三阴交(双),用温补手法,神阙加艾盒灸,足三里(双)、三阴交(双)加温针灸,留针30min,隔日治疗1次,10次为1个疗程。

热痛:一般由外感风热,过食辛辣,或禀赋阴气不足,内生热邪所致。例如膝关节肿痛,一侧或双侧膝关节红肿,疼痛,活动受限,口渴,喜冷饮,舌红,苔黄或黄腻,脉滑数。治则是清热解毒,利湿消肿。取穴宜取双膝眼、阳陵泉、委中、内庭、侠溪。用泻法,速刺不留针,于双膝眼,委中梅花针叩刺,加拔火罐,留罐5~10min。隔日治疗1次,10次为1个疗程。

虚痛:一般是由先天禀赋不足,年老气血渐衰,所致的疼痛。如增生型膝关节炎:膝关节增生变性,伴发凉、酸困无力、行走困难,舌暗红或暗青,脉细弱。治则是补益肝肾、强健筋骨。取穴第一组:双膝眼、阳陵泉、委中、膝关(局部),双膝眼、阳陵泉加温针灸,留针30min;第二组:肾俞、三焦俞、太溪均双侧取穴,肾俞、三焦俞加温针灸,隔日治疗1次,10次为1个疗程。中药用独活寄生汤加减:独活15g,桑寄生12g,秦艽12g,防风9g,川芎9g,生地12g,当归12g,细辛3g,茯苓15g,桂枝10g,杜仲15g,牛膝15g,人参15g。

实痛:一般是病邪比较表浅,病位在经络,未入脏腑。如风寒头痛,头痛,或左或右,或头顶痛,或后头痛,流清涕,打喷嚏,舌淡,苔薄,脉浮紧。治则为疏风散寒,通络止痛。取穴宜局部取穴,偏头痛:太阳、头顶痛点、百会;后头痛:风池、天柱,肺俞温针灸或温和灸,酌情加合谷、鱼际。

问:噢!原来针灸治疗痛证是这么应用八纲辨证的。那针灸治疗痛证,您是如何应用经络辨证的?

答:在谈到经络、脏腑的重要性时,喻嘉言曾经讲道:"凡治病,不明脏腑、经络,开口动手便错"。尤其对于针灸治疗疼痛来说,经络辨证就显得尤为重要。下面我以平时常见的肩周炎、头痛为例,来给你讲解经络辩证在针灸治疗痛证中的应用。肩周炎:疼痛以肩前为主,在局部取穴的基础上,加肺经五俞穴的腧穴太渊;疼痛以肩峰为主,加手阳明大肠经的腧穴三间,疼痛以肩后为主,加手太阳经的腧穴后溪。头痛:阳明头痛,在局部取穴的基础上,偏风寒型加合谷,偏风热型加二间;少阳头痛,在局部取穴的基础上,偏风寒型加外关,偏风热型加液门;厥阴头痛,在局部取穴的基础上加太冲;太阳头痛在局部取穴的基础上加昆仑。

问:在治疗痛证时您用刺血疗法吗?

答:我在平常就对你们说"不懂放血的针灸大夫,不是一个合格的针灸大夫"。为什么会痛?古人早有结论:"通则不痛,痛则不通"。刺血疗法是一种古老而有特殊疗效的治疗方法,历代医家经过不断的实践、总结,认为刺血疗法主要有泻热解毒、消肿散结、疏通经络、消瘀去滞的作用。那么你看刺血疗法是不是对痛证有效呢?

徒曰:嗯!这下我就明白了为什么您经常让我们应用刺血疗法。

师曰:下面我举两个例子给你系统地说明!

那位怀孕7个月得带状疱疹的患者,担心用药会对胎儿有影响,要求针灸治疗。咱们就用75%的酒精消毒患病局部皮肤,用梅花针叩刺出血,加拔大号火罐,留10min,起罐消毒后,患者腰背痛顿时减轻。第二天复诊时,基本不疼了,疱疹全部都结痂,部分脱落。治疗2次后痊愈。

还有一位肩周炎患者,自己在家拔火罐2次,没有效果。然后我按他的肩贞穴,明显压痛,在肩贞穴常规消毒,梅花针叩刺后,加拔大号火罐,留10min,起罐消毒后,肩痛明显减轻,患者当时还问:"为什么你们大夫拔火罐效果这么好。"

问:在应用刺血疗法时应该注意什么?

答:速度要快,出血宁多勿少。根据患者的具体情况,体质好,气血旺盛,新病、实证、阳证、热证,出血量相对宜大。年老、体弱、幼儿、久病、虚证,出血量相对宜少。

徒曰:刺血疗法效果就是好!

问:在针灸治疗痛证时您用经外奇穴、特定穴、平衡针灸疗法吗?

答:当然要用。

问:那到底哪些经外奇穴、特定穴是您平衡针灸疗法经常用的呢?

答:首先说特定穴,像足少阳胆经的合穴阳陵泉治疗胆囊炎,足阳明胃经的合穴足三里治疗胃痉挛,足太阳膀胱经的合穴委中治疗腰痛等,这些都是平常在治疗痛证时用的特定穴。下面说"平衡针灸",肩痛时取肩痛穴,腰痛时取腰痛穴,臀痛时取臀痛穴,膝关节痛取膝痛穴等。平衡针灸共 38 个穴位,具有取穴少,操作方便,不用辨证,对症取穴的特点。最后来看看经外奇穴,像头痛取太阳穴,目赤肿痛耳尖穴放血,项痛取落枕穴等。

问:在治疗痛证时您是重用针刺,还是重用艾灸?

答:一般讲,急性疼痛以单一治疗为宜,慢性病以综合治疗为佳。落枕的用落枕穴,手背二 三指掌关节连线中点后 0.5 寸直刺 0.3~0.5 寸、留针 30~40min。病程 3d 以内,一针一穴一次治愈。急性腰扭伤取手背腰痛点,手背二三掌骨结合部与四五掌骨结合部两点、直刺 0.3~0.5 寸、留针 30~40min。病程 3d 以内,一针一穴一次治愈。慢性痛证,腰痛(增生性、退行性)、膝关节增生性关节炎等,就应该针刺、艾灸、刺血、火罐、耳穴、药物等联合应用。

问:那是不是扎得穴位越多越好?还有针灸是否存在穴位间、治疗方法间的协同与拮抗?

答:能一针一穴一次治愈,绝不用多穴多针,需要多穴多针联合应用的,绝不用简单,单一的方法贻误患者。可用可不用的穴位,坚决不用,非用不可的穴位,应一穴不少。

徒曰:您讲的我记下了。

师曰:要了解针灸存不存在穴位间、治疗方法间的协同与拮抗。首先要知道什么是协同,什么是拮抗。2 个或 2 个以上腧穴或方法联合应用,其作用为相加或大于相加的作用时,称为协同。其作用为相减或大于相减的作用时,称为拮抗。像三叉神经痛,用体穴治疗效果不明显时,加相应的耳穴,可提高止痛效果。坐骨神经痛用单纯针刺效果不明显时,加温针灸,电针后,止痛效果会明显提高。有人对胃肠蠕动进行观察发现,单纯分别针刺内关(双)、脾俞(双)肠蠕动减慢;同时针刺内关(双)、脾俞(双),肠蠕动明显加快,同时针刺内关(双)+脾俞(双)+足三里(双)肠蠕动减慢,说明足三里对内关配脾俞发生了拮抗作用。

有一位西安汽车配件厂的女患者,1992年8月6日就诊。患左侧偏头痛30年,血压120/75mmHg,头颅CT(-),颈椎X线示:生理曲度轻度变直。刺左侧头维、太阳、率谷、风池,治疗5次后偏头痛明显减轻。在第6次治疗时,在头维、率谷加电针,用疏密波,通电5min,止痛效果下降。第6次治疗使用原方案,不加电针,止痛效果上升。这就很好地说明了针灸确实存在穴位间、治疗方法间的协同与拮抗。

问:那在针灸治疗痛证时有什么要注意的?

答:要注意的总结起来有2点,我在多年的临床观察中发现,针灸在减轻疼痛、缓解痉挛、消除痉挛方面有不可替代的作用。但对久病阴亏引起的疼痛,针灸、中药联合应用,较单纯针刺的效果要好。另外要重视参考西医检查,避免误诊而延误患者病情,抓紧原发病的治疗。

徒曰:我跟随老师出诊2年有余,收获颇丰,老师医德高尚,接待患者热情,诊治认真。指导我们要当一名好大夫,首先要认真学习,我们不但要学好针灸技术,同时也要学好如何和患者打交道,和患者的沟通很重要,给患者客观、科学地讲清疾病的发生、发展规律以及预后,对增强患者战胜疾病的信心是至关重要的。我们为患者治病,单会说,不会做,不能取得好的疗效,同样单会做,不会说,也影响疗效的提高。在跟师学习过程中,师父对疼痛的治疗给了我很大的启发,对于急性疼痛,师父善用经外奇穴,平衡针灸,如急性腰扭伤,落枕常用1~2针,针进入穴位,用不了几分钟,患者疼痛减轻,约半小时后患者疼痛大减,大部分患者一次治愈。使我对经外奇穴,平衡针灸的临床应用产生了极大的兴趣。师父对我们讲对于急性腰扭伤、落枕、岔气的治疗,一般不用辨证,不用艾灸,不用火罐,应用经外奇穴。平衡针灸只要掌握好取穴要领,针刺的方向、角度、深度,都会取得立竿见影的效果。但对于慢性疼痛,老师善用八纲辨证、经络辨证,针刺、艾灸、放血、火罐、耳针、火针等方法治疗。

问:张老师,在提高针灸治疗痛证理论水平及临床疗效上我应该重点读哪些书?

答:要提高针灸治疗痛证的效果,必须要有扎实的理论基础。首先应反复研读,深刻体会中医基础理论,例如八纲辨证,它是辨证的大纲。刚才咱们讨论了痛证的治疗,在辨证方面,就得分清是寒痛、热痛、外感疼痛还是脏腑功能失调引起的疼痛,是拒按的实痛还是喜按的虚痛。辨证准确,是决定疗效的第一关。

问:张老师,在临床中同样是腰痛、肩周疼痛,有时候是在病变的局部取穴,有时又是在四肢的远端取穴,这有什么规律吗?

答:我在四十几年的临床中,对痛证的治疗原则是:急性疼痛3天以内的,选用经外奇穴治疗,这些穴位一般都在四肢的远端。像急性腰扭伤、落枕、岔气等,选用经外奇穴,取穴少,疗效佳,经常有一针一穴一次治愈的病例。对于慢性疼痛,如腰椎间盘突出膨出、腰椎椎管狭窄,颈肩肌劳损等,多在局部选穴加辨证远端取穴。

徒曰:张老师,没听您讲解以前,我还没有发现疼痛的治疗规律,您这么一讲,我回忆了咱们所治疗的病人,还真是有这个规律。

师曰:你们读书时不但要反复研读中医高等院校的统编教材,而且要阅读针灸的经典原著,研读统编教材。从事了针灸专业,就要重点学好针灸的基本理论。人体经脉的起止点、循行的主要部位都要记得烂熟,每一条经脉分布的腧穴,能按照顺序熟记。记忆就像给石头上刻字,是个慢工,记了忘、忘了记,没有五六遍的反复,是巩固不下来的,熟记下来受益终身,要多阅读针灸原著,如皇甫谧的《针灸甲乙经》,杨继洲的《针灸大成》,还有李学川等的针灸专著,领会各位针灸先辈对同一个问题的不同解读，来提高、丰富自己的理论水平。

师曰：中医针灸治法源远流长，其间经历了数千年的演变，其疗效得到了数千年历史的验证，方书中《黄帝内经》《难经》《针灸甲乙经》《针灸大成》《针灸逢源》《外台秘要》《伤寒论》及《金匮要略》等方书均需虚心研习，加以临床实践方可参悟其道。我们看书应注意带着问题去寻找答案，如失眠、神经衰弱、焦虑症、抑郁症等目前临床常见病，临床上我们常选取酸枣仁汤、柏子养心汤、安神补脑液、清脑复神液、磁石、龙骨、牡蛎、酸枣仁、珍珠母等药物。可为什么选取上述药物，上述药物各有不同，它们为什么都能治疗失眠等病呢？《针灸甲乙经》卷一早已回答了我们这个问题。《针灸甲乙经》卷一中的精神五脏论详细论述了精气和神志活动与五脏的关系，通过阅读我们得知"治神"的重要性，医患双方在治疗时均应凝心调神，"治神"是确保临床疗效的重要指标。那么我们应该怎样"治神"呢？通过学习"神志活动与五脏之间的关系"，我们了解了五脏功能各有不同，他们相互联系，相互作用，共同协作，从而达到调神治神的目的，为我们治疗失眠疾患提供了治疗依据。《针灸甲乙经》还给我们指出另外一条新的思路，"卫气行于阳则人寤而行，行于阴则人卧而寐"，调整卫气亦可治疗失眠疾患。还有，近年来的疑难杂症汗证，我们多从阴虚发热、破汗外出、气虚卫外不固，津液失于固摄上进行治疗，临床疗效时好时坏，大量的敛汗药物仍未达到理想的疗效。《针灸甲乙经》指出："不同部位的出汗，或因感受外邪，或为饮食之热熏蒸，风性疏泄、热性开泄均可使肌肤腠理疏松，汗孔张开，卫气运行失常，卫气性质悍疾而滑利，运行迅速，如腠理疏松，不能固护于外，汗从孔窍外出"，为我们治疗汗证提出了新的思路。临床常见"痹证"，我们多从局部入手，以疏经通络止痛为主，《针灸甲乙经》告诉我们，治疗肩周疼痛应考虑从邪入手三阳经、肺经为主论治，临床常获佳效。陕西省已故名老中医曹汉三主任医师针刺十二经穴治疗肩周炎即来源于此，还有通过五色、五音、五味、五时，对应相应脏腑,提示我们是何脏受邪,何脏发病,了解其规律,方可出奇制胜。

详读经典,细细品之,一定会有意想不到的收获,作为一名中医人,一定要能够耐下心、静下心、专心熟读经典,一遍一遍不厌其烦地阅读经典。

问:请问老师,为了提高针灸治疗效果,除了统编教材,我们还应主要阅读哪些医学著作?《针灸甲乙经》《针灸大成》等原著我也读了,总感觉记忆不深刻,收获不大,怎样才能提高读书的效果?

答:读古籍针灸著作,要带着问题学,如疼痛的治疗,读《针灸甲乙经》要写出皇甫谧治疗疼痛的治疗经验,总结出他的特点,读杨继洲的《针灸大成》,要写出杨继洲针灸治疗痛证有哪些特色。泛读与精读,带着问题读,其读书效果是有很大差异的。

徒曰:我按照您的指点,改变了读书的方法,学习效果有了明显的提高。在临床中用针灸治疗痛证的思路宽阔了很多,如寒性疼痛加艾灸,热性疼痛放血加火罐,顽固性疼痛加火针治疗,效果不佳时配合耳针头针治疗,临床疗效也有了明显的提高。